U0009416

LOCUS

LOCUS

LOCUS

LOCUS

KODIKO

Know yourself, love yourself.

KODIKO 5 聆聽身體的樂章
作者：藍寧仕（Dimitrios Lenis）
責任編輯：潘乃慧
封面設計：三人制創
繪圖：小瓶仔（64頁下圖、159頁）
校對：呂佳真
法律顧問：全理法律事務所董安丹律師
出版者：大塊文化出版股份有限公司
台北市10550南京東路四段25號11樓
www.locuspublishing.com
讀者服務專線：0800-006689
TEL：(02)87123898　FAX：(02)87123897
郵撥帳號：18955675　戶名：大塊文化出版股份有限公司

總經銷：大和書報圖書股份有限公司
地址：新北市新莊區五工五路2號
TEL：(02) 89902588　FAX：(02) 22901658
初版一刷：2014年12月
定價：新台幣300元
Printed in Taiwan

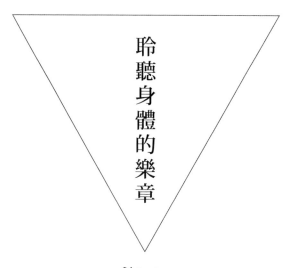

聆聽身體的樂章

Listen to
Your Body's Rhythm

藍寧仕

Dr. Dimitrios Lenis

關於 KODIKO

生命是一場複雜而奧妙的過程。人類自有歷史以來就在追問：「我是誰？我生下來有什麼用處？生命的意義何在？我如何把生活過得更好？」

古代的希臘人對此認眞追索，展現了人類追尋知識與哲學的最大努力。

希臘人相信，儘管人類的健康程度受到許多物質因素的影響，卻也需要考慮許多形而上的奧祕力量；生命，是由人的作爲、環境和命運共同組成，每一個人的生命都含有一組獨特的密碼。遵循自己的密碼來過生活的人，將可獲得健康、幸福與成就。若想得知自己的密碼，就要聽從太陽神阿波羅的教導，努力「認識自己」。

在希臘文裡，「密碼」一詞叫作 KODIKO，因此我選它來當作我作品的系列總名。這個 KODIKO 系列將會涵容我二十四年來的行醫心得，把我在傳統醫學、另類治療、心靈與精神現象、烹飪、音樂和藝術方面領略到的「認識自己」的道理，整理成幾本著作。

讀了 KODIKO 系列的書，你將可以瞭解到是哪些因素在你身體裡起作用，又是哪些你看不到的、在你身體外的神祕力量對你發生影響。有了這些認識，你可以更清楚而深刻地認識自己，並明白爲什麼有些事會發生在你身上。

這些認識，將會幫助你活得更健康，活出自己的生命價値。

第一章 破解身心靈的各種壓力

十之八九的人會主張，人生最重要的事莫過於健康。失去健康，生活品質下降，能做的事也會受限。我年紀輕輕就瞭解健康的重要，加上熱心地想幫助大家找回健康，因此決定從醫。念完醫學院，開始診治病患之後，我發現自己能幫助的病患少之又少。我只有自己一個人，資源與時間都有限。我很開心自己能幫助病患，但這還不夠，我希望做得更多。

一個醫生光憑單人之力，能幫助的病患有限，若想幫助更多人，最佳方式是教導民眾一開始就不要生病。預防勝於治療。回顧一下醫學史就能瞭解預防有多重要。人類史上，健康出現規模最大、效力最強的突破，並非發明了盤尼西林或是推出全新的外科手術，也不能歸功於其他西醫的進展。人類健康出現最顯著的突破首推貫徹衛生，諸如安裝乾淨的自來水、使用抽水馬桶、妥當處理垃圾等等。有些國家至今仍無這些衛生設施，估計涵蓋了全球四成的人口，每年逾五百萬人死於可預防的水污染傳染病。

我深信筆桿勝於槍桿，因此開始提筆寫書，至今完成三本著作。《生命密碼》以現代占數術爲主，告訴讀者如何善用它找到自我，創造值得一活的人生。《直覺力》教導讀者善用直覺改善健康，將直覺視爲人生指引。還有一本養生書，書名是《來自身體的聲音》。關於占數術與直覺力的書籍出版順利，因爲民眾對於這類主題有濃厚的好奇心，反觀《來自身體的聲音》卻必須自掏腰包出版，因爲多家出版公司告訴我，健康養生書在台賣得不好。直到亞洲也出現嚴重急性呼吸道症候群（SARS）的疫情後，民眾才瞭解西醫的侷限，大塊文化因而決定出版《來自身體的聲音》。

我很自豪自己寫了這本書，書裡不乏非常實用的養生保健之道，但礙於篇幅，提供的資訊與內容著實有限。該書上架後，我受邀到多處演講，告訴大家如何維持青春與健康。但是友人聽了我的演講之後不斷問我，爲何不將演講的豐富內容出書？這本書就是應大家要求而出版。

本書延續《來自身體的聲音》，許多內容奠基於前一本書，因此我強烈建議讀者也閱讀前傳。兩書提供了更完整的架構，讓大家知道若要更健康需要哪些條件，以及如何透過管控生活方式永保年輕。

在《來自身體的聲音》裡，我援引一項有關發炎的最新醫學研究，以及發炎是如何掌控了全身健康。不管你是什麼年紀，健康好壞與身體發炎程度有直接關係。發炎程度愈高，健康愈差。若發炎程度長期居高不下（慢性發炎），罹患癌症、心臟病、自體免疫疾病等重病的風險也高。

這項新發現見諸於《時代》雜誌二〇〇四年三月號，讓大眾提高警覺。題爲〈體內之火〉（The Fires Within）的報導，解釋了何以多數疾病實際上肇因於體內長期處於發炎的狀態。

什麼是發炎？

發炎是身體受傷時的自然反應。例如，若被割傷，傷口附近會腫起來，還會感到疼痛，這是因爲發炎所致，也是免疫系統這個身體第一道防線因應身體受傷所做的反應，實際牽涉的過程複雜，會釋放多種壓力荷爾蒙到血液裡，包括腎上腺皮質醇（可體松）、腎上腺素、組織胺、細胞激素、前列腺素等等。大家毋須花時間去瞭解各種荷爾蒙的實際化學作用，只需知道它們對身體的影響即足矣。

體內爲抗發炎而分泌的荷爾蒙會導致往返傷口區的血液流量下降，造成腫脹與疼痛。荷爾蒙將訊息送到血液系統，呼叫白血球出來應戰，協助修復受傷處。荷爾蒙也令身體感覺變得麻木，讓你未能察覺身體受到殘害；你的身體逐漸走下坡，你卻不自覺。

這些在在造成免疫系統負擔，也讓健康逐漸亮紅燈。發炎毫無節制地拖下去，時間愈長，健康愈惡化，老化速度也愈快。

多數人知道什麼是局部發炎。若被刀子割傷、關節扭傷或肌肉拉傷，會感到痛以及不舒服。但鮮少人瞭解系統性發炎，這類發炎的危險性遠大於前者。

系統性發炎會出現各式各樣不同的症狀，諸如疲倦、膽固醇偏高、血糖忽高忽低、高血壓或低血壓、水腫、免疫力下降、常感冒、常感染、頭痛、體重減輕、消化道毛病、荷爾蒙失調、背痛、關節痛、過敏、皮膚病，以及阿茲海默症、自閉症、憂鬱和其他精神疾病，還有糖尿病、心臟病、癌症、免疫性疾病、老化加速等。這類發炎被視為健康最大的殺手。

健康金三角

為了保持健康，減緩老化速度，你必須知道造成發炎的凶手，以及如何讓自己遠離發炎。我在《來自身體的聲音》盡可能化繁為簡，因此應用了希臘哲學家畢達哥拉斯教導的觀念。畢氏距今約兩千五百年，觀念與想法大幅領先同輩，直到今天依舊被尊為數學、音樂、幾何學、天文學等領域的先驅。根據他的教導，若想解決自然界任何問題，「就看著三角形」。這應該會讓你感到很熟悉，沒錯，他就是畢氏定理的發明人。

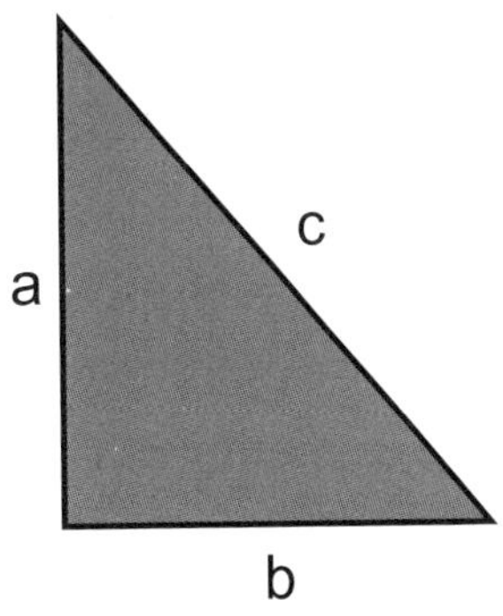

畢氏定理

$a^2 + b^2 = c^2$

生活裡所有影響健康的因素可簡單歸納成三大類：心靈、身體、飲食，我稱之爲「健康金三角」。這三種因素會左右發炎程度，讓你更健康或更容易生病。

多數人知道吃得健康很重要，但鮮少人明白這三個因素會彼此影響。比如說，若吃的東西不對，可能會導致憂鬱等心理變化。同理，若睡眠品質不佳，或是姿勢不正，心理狀態也會受到影響。三角形若有一邊未受到妥善照顧，另外兩邊也會被拖累，導致三角結構開始崩解。因此只重視一邊是不夠的；只是吃得好，不足以維持健康，必須同時兼顧心靈與身體才行。三個因素必須面面俱到才算是眞正健康。

當然有時候要兼顧三者是有些困難，但三者互爲影響，牽一動二，因此不至於全部失分。換言之，若三角形一邊偏低，另外兩邊可以提供援助，撐住三角形。例如，若壓力過大，整天悶悶不樂，只要吃對東西以及充分運動，一樣可以讓健康保持在高水位。

同樣地，每天都開開心心，那麼飲食品質對整體健康的影響就小了些。

三個因素之下還可以細分更多有益或有害健康的成分，名單既冗長又複雜。左圖僅顯示九個成分，實際上多到不勝枚舉，爲了化繁爲簡，只提及九個。例如，心靈因素包含所有影響心靈的東西，飲食因素包含一切進入體內的東西，身體因素則涵蓋所有身體的動作。

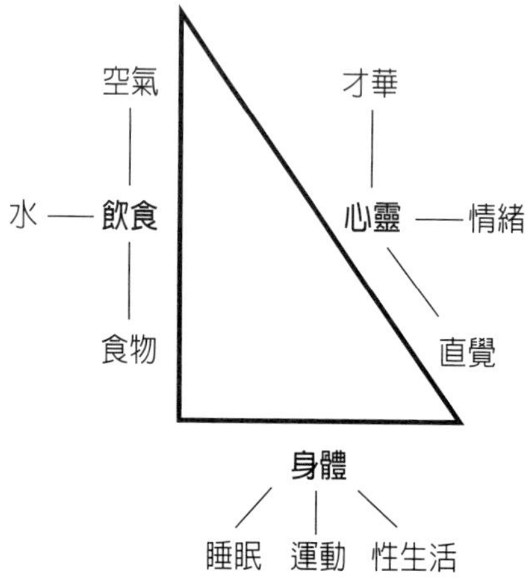

健康金三角

心靈

・壓力出自憂鬱症、精神病等一切心理失調。
・壓力出自不開心。
・壓力出自不自由。
・壓力出自找不到愛。
・壓力出自不能做自己想做的事。
・壓力出自不知道該拿自己的人生怎麼辦。
・壓力出自生活過於忙碌，沒有時間休息。
・壓力出自無法和自己喜歡的人在一起，無法在自己想待的地方。

飲食

・食物毒素包括農藥、防腐劑、添加劑、餿水油、食物擺放過久滋生的細菌、高溫烹調產生的毒素等。
・環境毒素包括空氣、水等各式各樣的環境污染。
・地毯、油漆、塑膠地板釋出的毒氣，以及細菌、病毒、寄生蟲等。
・缺乏日照。

・飲食缺乏好油（如含 Omega 3 的油），以致荷爾蒙失調。
・吃了過多高糖與高澱粉的食物，導致血糖不穩，造成身體壓力。
・會釋出毒素的日常用品，包括喝水用的塑膠瓶、美容保養品與化妝品、洗髮精、肥皂、牙膏、衣物上殘留的肥皂與柔軟精等。

身體

・坐太久、身體活動量少、缺乏運動等，都會造成身體發炎。
・因肌肉過度使用導致肌肉纖維化，造成發炎。
・因爲呼吸不當造成發炎。
・缺乏肢體接觸（如擁抱）導致發炎。
・電器用品、手機、基地台、WiFi 區域釋出的電磁波輻射導致發炎。
・胰島素抗性、疼痛、糖尿病、自體免疫性疾病、高血壓、肝病等慢性疾病與健康毛病，會造成發炎。
・缺乏睡眠或睡眠品質不佳也會造成發炎。

若想身強體健必須控制發炎。但是以上例子清楚顯示，在現代化的社會裡，保持健康著實不易。就連呼吸到髒污空氣都會引起發炎。完全遠離上述現代社會常見的健康殺手，必須住在像加拿大這樣擁有大片無人煙原始林地的國家，離市區數百英里，而且必須自己栽種與收割糧食，三餐自理，完全與商業用品劃清界線，沒有手機或WiFi，也沒有電。

我有個朋友眞的跑到荒郊野外居住。加拿大政府推出開墾換地的計畫（homesteading program），條件是選定森林裡的一塊地加以開墾整理，住滿一年後，就免費贈地給開墾者。我的朋友在距離溫哥華數百英里的森林與世隔絕過了半年，奈何冬天環境實在太過嚴峻，最後只能放棄，尋找緊急救援。

由此可見，要脫離現代生活和其引發發炎的環境，眞是非常困難，甚至可說是不可能辦到，那我們該怎麼做才能保持健康？所幸我們的身體非常神奇，因此你可做的事情不少，這也是本書與《來自身體的聲音》的目的。一旦你認識瞭解了這些事情，就可以讓它們成爲規律生活方式的一部分，進而降低發炎程度。

左右健康的最大因素：心靈

之前畢氏定理的直角三角形圖顯示，心靈位於最長的斜邊，代表它是影響健康的最大因素。心靈因素涵蓋壓力、快樂程度、情緒健康，也須開發直覺力，努力和自我合拍：亦即知道自己人生的目的。

你可能聽過，壓力是健康殺手，也是健康亮紅燈的首要原因，因爲壓力會提高發炎機率，降低免疫力。但是壓力絕非你想像得那麼一文不值，實際上適度的壓力感反而有益健康，甚至是健康不可或缺的感受狀態：壓力可以幫我們在緊急狀況時保住性命。如何因應壓力，讓自己得其利而非其弊，得先把眼光放大，綜觀全景。所以得先看清壓力的本質，以及壓力如何融入我們的生活。

壓力和生活頻率相關

改變是造成壓力的主因。碰到了變化，我們沒有十足把握結果是好是壞，安全感受到威脅，心生恐懼，進而引發其他負面情緒。多數人不喜歡改變，抗拒改變，結果壓力不減反增，引發惡性循環。面對生活上的諸多改變，壓力一日多過一日，導致健康持續走下坡。要打破這個惡性循環，必須後退一步，看清改變的本質。改變不就是人生嗎？抗拒改變其實違反自然。

生理的改變

人受精成爲受精卵的那一刻，構成身體的細胞絕非一成不變，而是持續地複製、分化、成長、老化。有些細胞會死，被其他新生細胞取代，有些細胞和人一樣長壽，你活多久，它們就活多久。就是因爲這樣不斷地汰舊換新，讓人生存下來。

隨著年紀增長，細胞持續汰換，最後細胞逐漸失靈，人也跟著死亡。但是死亡並非改變的終點。死後的軀殼經細菌分解，回歸大地，被其他植物與動物利用，這些動植物的細胞也不停地改變。這種不停地移動、不停地改變，沒有一刻停止。世上沒有一樣東西靜止不動，宇宙萬物亦是如此。

這些改變並非只限於細胞，大環境也是不斷改變。我們的身體成熟之後，必須忍受疼痛、疾病及數不清的不適，必須適應環境的諸多危險，必須對抗獵物、寄生蟲、細菌、病毒等。雖然這些天敵不斷進化，想方設法攻擊我們，我們不能放棄應戰。面臨隨著改變而來的壓力，學習戰勝這些難關，最後我們會變得更強大。這類壓力提升了我們的生存能力，誠如尼采（Friedrich Nietzsche）所說：「那些殺不死你的，會讓你更茁壯。」

生活的改變

除了體內不停歇的生理變化，生活也有許多讓情緒波動的轉折。你會交到新朋友，

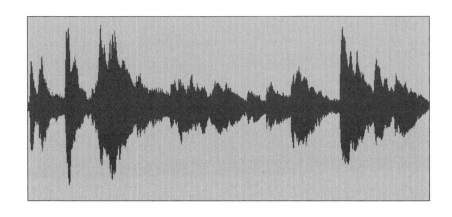

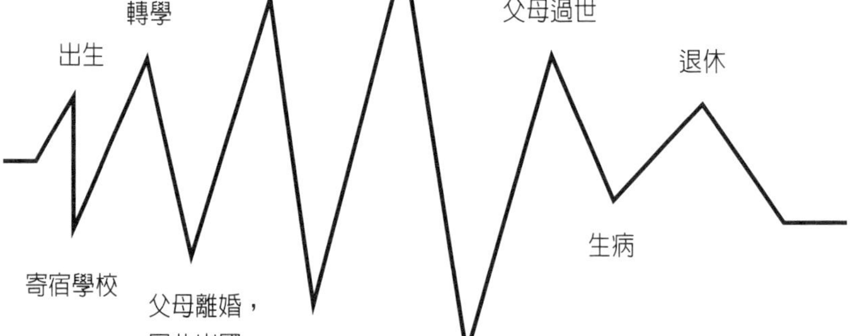
結婚
生病
轉學
父母過世
出生
退休
寄宿學校
父母離婚，
因此出國
改變職涯
生病
離婚

也會失去一些老朋友。你可以保持單身，也有可能哪天突然找到人生摯愛，決定步上紅毯。你原本婚姻幸福，卻在某天另一半開口提離婚。你可能一直過著窮酸的苦日子，沒想到卻一夕致富。你可能一直過著錦衣玉食的好日子，卻瞬間破產。你可能原本百毒不侵，卻無緣無故生病。或者原本是藥罐子，身體卻莫名其妙地好轉。儘管我們希望生活安穩、遠離壓力，但是穩定絕非眞實的人生。生活充滿變數，而且往往毫無預警，每個改變都是壓力。

若把人生經歷的改變畫成圖表，結果絕非一直線，而是高低起伏的波浪圖。你畫出的圖形應該類似可聽聲的頻譜圖（如右頁），高高低低，彷彿鼓聲。

看著自己的人生圖表，你說不定會說，它透露了人生的頻譜或振幅，稱不上好或壞，美或醜，因爲好壞的定義，就像美醜，端視觀者的主觀認知。人生圖和旋律圖相似，無法斷章取義說哪個音好聽、哪個音難聽。許多不堪入耳的單音若搭配得宜，也能是天籟。例如，滾石樂團主唱米克．傑格（Mick Jagger）等知名搖滾歌手的聲音非常適合搖滾歌曲，但他們若改唱歌劇，則讓人不敢恭維。

我們只能說，每個人的人生曲線圖只爲你一人設計。有些人看著它，認爲自己是人生幸運組，學習到成功所需的各種人生功課。有些人看了之後，認爲不過是一連串沒完沒了的厄運罩頂。

面對人生變化

壓力是健康最大殺手，如何詮釋人生的變化，對健康的影響大於其他因素。若能正面樂觀看待變化，將可安然健康地度過人生。變化其實是上帝的賜福與庇佑，是讓自己成長與進步的機會，是值得期待的，身體因而可輕鬆因應隨變化而來的壓力。不僅身體更健康，人也變得比以前強壯、聰明。若持續抗拒改變，壓力將如影隨形，導致慢性發炎，加速老化，最後賠上健康與活力。

在《來自身體的聲音》裡，全書主旨強調傾聽自己的身體，換言之，找到自己獨有的心靈、身體與飲食，進而接受它們、善待它們。接受自己、愛自己、妥善照顧自己的需求，是保持健康的祕訣。同樣的觀念也能降低壓力造成的負面影響。

若能先放下對人生諸事的情緒與感覺，尤其是對壞事或悲劇的負面情緒，不帶任何批評與論斷觀照自己的人生，或許能慢慢接受這就是自己獨一無二的人生圖譜。愛上自己的人生圖譜，對於一切改變以及從中學會的心得滿懷感恩。你學會接受自己，不再擔心未來的變化，因爲改變其實是經過僞裝的祝福。以積極正向的態度看待人生起伏，絕對是降低壓力負面影響的必備條件。正向態度也能協助你更心平氣和、頭腦清楚地度過逆境，這是度過難關及成功實現目標的關鍵。

如何改變對人生起伏的觀點

觀照人生曲線圖能幫助你更易接受自己，但若無法釋懷過去發生的事情，可能還是難以坦然接受這樣的人生圖譜。爲了解決這個難題，請先跳到第五章，該章講的是情緒，提供許多方式幫助你療癒一直以來累積的情緒。

此外，還有更多有趣的方式協助你接受自己的人生，例如將人生畫成前文示範的曲線圖，或是自行設計你獨有的人生圖，直到自己滿意爲止，然後將該圖變成藝術品，變成水彩畫、油畫，掛在牆上，刺青在身上，設計成珠寶等。想方設法欣賞它的美，並好好珍藏。

壓力時刻

壓力絕對會影響身體，但誠如我之前所言，並非全數有害。想像自己活在兩萬年前，才剛飽餐一頓，決定躺下來休息一下。打盹時突然聽見獅吼，看到獅子朝你直衝而來。所幸身體有一套因應壓力的反應，稱爲「戰或逃」。你的感官立刻清醒，疲憊與昏昏欲睡的感覺頓然消失，心跳加速，便於將血液從鼓脹的胃送到肌肉，身體才有力量攀爬到樹上，躲過一劫。

身體因應壓力的反應可以救命，但對身體的傷害極大。內臟功能幾乎停擺，肝功能下降、腎臟停止泌尿、血壓急遽升高、膽固醇上升、血糖增加、消化系統停止作業、流到主要器官的血液大幅下降、呼吸短而急，以及其他諸多不健康的身體變化。

若這些身體變化只是短暫現象，不會對健康造成長期傷害，反而有助於活絡肌肉與循環，讓人精神奕奕。但身體若長期處於壓力狀態，出現上述提及的負面症狀達數日、數週、數月，甚至數年之久，將永久傷害身體。照此看來，壓力幾乎與每種疾病（從流行感冒乃至癌症）相關。

不疲累的假象

更糟的是，處於高壓的時間愈久，身體分泌愈多的壓力荷爾蒙，如腎上腺皮質醇，這些荷爾蒙會讓身體麻痺。腎上腺皮質醇的作用和人工合成的可體松（cortisone）類似，會麻痺疼痛感與不適感，讓你對體內發出的抗議無感。你身體已經因爲壓力而疲憊不堪、虛弱無力，隨時可能垮掉，但腎上腺皮質醇非常神奇，讓你無感於虛軟無力的一面，繼續埋頭完成手邊的工作。眞的碰到緊急狀況時，這樣的機制的確能發揮宏效，讓疼痛或舊傷暫時消失，生出力氣應戰或逃跑。

若腎上腺皮質醇長期分泌過多，身體會逐漸退化。此時身體已被嚴重殘害，你卻毫無感覺。這也是何以有些人上班時猝死，這現象在日本很普遍，稱爲「過勞死」。有些人工作拚過頭，超出身體負荷，但由於腎上腺皮質醇分泌過多，沒有感覺到異狀或疲憊，直到永久喪失感覺。

多年前，我擔任希臘奧運代表團的治療師，親眼目睹類似的現象。運動員每天受訓六小時以上，但他們看起來永遠精神充沛、容光煥發。他們受訓非常激烈，若非親眼目睹，外人根本猜不出他們是運動員，只不過他們的身材與體型的確會透露一些端倪。

但是碰上放假，情況完全改觀。開始放假的前兩天，一切如常，並無顯著變化，約莫到了第三天，事情卻開始改觀。多數運動員看起來彷若被卡車輾過，虛弱、疲憊、舊傷復發、毫無生氣，只能躺下來休息或睡覺。

這可能是身體經過充分休息，導致腎上腺皮質醇分泌下降。運動員平日的操練讓身體釋放大量的腎上腺皮質醇，所以運動員的身體儘管已嚴重發炎，他們毫無所覺。經過三天的大休息，腎上腺皮質醇開始降到正常的分泌量，此時他們才發現自己疲憊之至，身體糟糕透頂。

體內的腎上腺皮質醇需要多久時間才能降到正常值，因人而異。對上述奧運選手而言，大約花了三天，期間大家除了休息什麼事也沒做。不工作、不運動、不購物，就是躺在床上、看電視、吃東西、睡覺。有些人的工作全年無休，回到家也不能釋放壓力，他們的腎上腺皮質醇不易下降。這種人可能得採取非常手段，如辭職或搬出來住，腎上腺皮質醇才可能控制在正常範圍。根據我的經驗，眞正遠離壓力源後，至少要無所事事二十四小時（除了休息、吃得健康、從事一些娛樂活動，其他一概不做），才會感到身體有多疲累。有些人則需要四十八小時或更長。

花時間全然放鬆

我最喜歡的養生度假地點之一是希臘小島，尤其是米科諾斯島（Mykonos）與聖托里尼島（Santorini）。我每年會設法組團帶朋友去那裡度假。當地緩慢的生活步調和我平日居住的亞洲截然不同。加上天然美景、健康料理、燦爛陽光，讓我重新充電，精神奕奕。

幾年前我帶友人到希臘。他是一位非常成功的台灣企業家，他的老婆透露，他每天早上九點工作到晚上八點，下了班還要和客戶或員工應酬喝酒，直到凌晨一點才收工回家。而且是每天晚上！她丈夫的睡眠時間少之又少，精神卻好得很，且鮮少生病，讓她稱奇不已。但她直覺認爲事有蹊蹺，所以請我安排一趟步調很慢又輕鬆的希臘之行。她希望丈夫完全放鬆，遠離工作與威士忌。

行程包括花三天在聖托里尼島，而且我依她要求，未安排太多活動。此行的目的是吃得健康，在泳池邊消磨時間、欣賞壯觀的美景、補足睡眠。第一天，這位台灣企業家體力還ＯＫ，開心地享受一切。第二天，他開始覺得愈來愈累。第三天，他感冒了。他問我，何以如此？他終於完全放鬆，除了享受生活，什麼也沒做！他以爲降低壓力不是可以讓他更健康嗎？這個嘛，我們之後會說明，對付壓力必須小心行事，否則還是設法遠離它。

適度休息

長休

休息與度假可以降低過勞與壓力對身體的影響。放個假，遠離例行工作，度假期間，除了休息，什麼事也不做，可以降低腎上腺皮質醇的分泌，緩和壓力的衝擊，但是必須注意若干事項。首先，定義度假的目的。這是休閒度假，而非商務旅行，也非探親，更不是探險、購物等讓你度假結束之後更疲憊的行程。

這類度假就是百分之百地休息。爲了降低腎上腺皮質醇，你必須至少純休息二十四小時，生理上遠離壓力源，遠離讓你有壓力感的人群，遠離電子郵件或其他讓你壓力上升的電子媒體。換言之，度假期間，你的頭腦必須放空，只想輕鬆有趣的事情，放下會造成你壓力的難題。

這類以休息療癒爲主的度假應該選擇美麗、遠離污染的「淨土」。能在同一間旅館至少待兩個晚上，不需重新整理行裝（因爲需要二十四小時讓腎上腺皮質醇分泌量下降，休息才眞正開始）。若需要長途飛行才能到達目的地，最好到了之後先休息兩、三天，等體力恢復後再展開行程，避免每天馬不停蹄地東奔西走。你應該讓自己睡到自然醒，甚至睡上一整天都無妨。你可能想和親友同行，覺得這樣心裡才踏實、安全。但你最好弄清楚當地的消費，以免到時候因爲錢不夠花而憂心煩惱。此外，也必須確定當地的食物有益健康、未受毒素污染。

若要上述條件面面俱到，符合條件的地點不算太多，必須研究一番才找得到理想地點，可以自己規畫或是和朋友一起安排。理想地點之一是環繞地中海的國家，如希臘、義大利。但是必須是在地中海的城市與地區，因爲這裡才會提供健康的地中海飲食。在亞洲，日本的沖繩（琉球）、其他離島、濱海度假村也是不錯的選擇，因爲這裡的衛生條件與食物都符合標準。此外，還有一些專門提供排毒療程的養生度假村，位於泰國、印尼峇里島等地，提供了舒適的休息環境。

請避免參加旅行團設計的套裝行程，因爲行程結束後恐元氣大傷，比之前還疲憊。

此外，切勿貪便宜，因爲便宜的套裝行程吃得差、安排一堆購物站、長時間坐車、行程過趕。最後累癱的你可能需要再度假一次，才能恢復廉價行程耗去的體力！

短休

每年來一次完全放鬆身心的長天數度假絕對有其必要，不過最好有一些短天數的小旅行。例如盡可能頻繁地抽個兩天時間，到一個有益身心的環境，除了休息、吃得健康，什麼事也不做。有些人喜歡溫泉旅館、海邊度假村或其他可以放鬆的地點，但多半只停留一晚。當然，這已是聊勝於無，只是釋壓效果有限。身體至少需要休息二十四小時，才會開始解壓。爲了得到充分的休息，必須下榻在同一間旅館至少兩晚。

週休

除了一年一次的度假以及三天期的小休假，還需要週休以上的純休息。你可以選擇在家休息，但家人必須配合你，讓你不受打擾地放鬆。若因爲伴侶關係或其他家庭問題，覺得在家裡有壓力，最好還是另選地點。

休息日當天，不能處理公事、開電子郵件、上網、觀看或閱讀有壓力的新聞，不能討論工作或生意，遠離會給你壓力的朋友（如同事等）。爲了讓週休發揮最大的效果，你必須什麼事都不做，只放鬆與休息，諸如重拾自己心愛的嗜好、攝取營養餐、從事有趣開心的活動、觀看輕鬆有趣的電影、聽音樂、和好友閒聊、按摩，甚至整天躺在床上。讓身體休息的最佳方式就是躺下來，坐、站、走路、跑步都會對身體造成壓力，因而增加腎上腺皮質醇分泌，至於分泌多寡，端視活動的強度而定。若身體累了，就去躺著休息，切勿因此心生罪惡感。躺著是壓力最小的姿勢，所以腎上腺皮質醇的分泌量也最低。躺下來有益健康。

養成定期休息紓壓的習慣，不僅可改善健康，也能延緩老化。亦有研究顯示，休息能救你一命，降低罹患心臟病、中風等奪命疾病的風險。每天午休也有助於控制壓力與腎上腺皮質醇。午睡至少二十分鐘，但最好勿超過四十分鐘。若睡太久，醒來反而更累。午休也可以補前晚不足的睡眠，因此有睡眠障礙或失調的人，應養成午睡的習慣。

退而不休

養成短休與長休的習慣不墜，甚至退休後也不例外。但是在此提醒大家，研究顯示，退休人士（不分年齡）死亡率是非退休族的兩倍！大家之前可能認爲，擺脫壓力、享受退休應該會活得更健康，其實不然。若想要長壽，生活更充實，切勿退休。退休是生命殺手。就算因爲公司或政府規定而不得不退，也絕對不要待在家裡無所事事，並且不要告訴別人你退休了。此時是展開全新生涯的時候，例如精進自己的興趣與嗜好、當志工、教書、返回學校進修等等。

有些人不知道退休後能做什麼，這非常危險。若是被迫提早退休，能從事的活動不勝枚舉。眞的不知將來退休可做什麼的話，最好現在就開始摸索，等到退休再想就爲時已晚。現在馬上行動，利用晚上學習自己感興趣的東西；許多大學開設免費的線上訓練課程。或者嘗試多種不同的興趣，直到找到最愛，再好好鑽研數年，哪天被迫辭職，就可立刻將興趣變成正職。

當壓力減輕，腎上腺皮質醇等壓力荷爾蒙下降，免疫系統可更自由地盡其本分。瞭解這點甚爲重要，因爲壓力下降，身體開始加快療癒的步調，聽起來很棒，但其實不然。有時反而以悲劇作收。例如，有人從槍擊、嚴重創傷、寒天凍地、迷航於海上等鬼門關逃過一劫而鬆了口氣，卻是一放下重擔沒多久便過世。

腎上腺皮質醇與腎上腺素等壓力荷爾蒙，是身體因應危機（戰或逃）的求生機制之一。它們會增加肌肉血液量，降低內臟器官血流量，刺激心跳與呼吸，抑制免疫系統以阻止身體發炎，降低內臟傷口的血液量與出血量，降低疼痛感，讓人在攸關生死的關鍵時刻存活下來。這些壓力荷爾蒙讓你能活著。

安全感會降低壓力荷爾蒙，意味心跳會變慢，有時碰到極端情況甚至會停止。此外，傷口的出血量可能增加。這是非常糟糕的現象，也解釋了何以許多大難不死的倖存者最後仍難逃一死。當他們碰到浩劫，壓力荷爾蒙讓他們活了下來，不過一旦獲救，心理壓力沒了，壓力荷爾蒙下降，導致大出血或是心臟突然衰竭。為了救活這些人，救難人員通常會幫災民或受害者注射腎上腺素等壓力荷爾蒙，強迫他們的心臟繼續跳動，然後火速送醫。

類似的情況亦見於感冒，一如那位在希臘度假時感冒的台灣企業家。長時間與壓力為伍的大忙人一旦開始休息，往往就成了病號。休息後開始生病，也許是因為腎上腺皮質醇或其他壓力荷爾蒙的分泌量下降，不過也可能是其他因素之故。例如，何以許多人在退休兩年後陸續生病過世？也許是因為壓力荷爾蒙下降，但多數人的壓力荷爾蒙降幅並未大到會害他罹患不治之症，因此不能以偏概全。此外，許多人即使生活遠離高壓，依舊生了重病。退休後，疾病也許更容易找上門，但是人隨時都會生病。畢竟仍有許多疾病，醫界至今依然無解。

德國新醫學

一九七九年，德國醫師哈默（Ryke Geerd Hamer）率先提出的新穎大膽理論「德國新醫學」，也許可以讓我們更瞭解生病的時間點。哈默醫師本來是內科醫師，在慕尼黑治療癌症病患，身體一向健朗，但是一九七八年，他十八歲的兒子德克不幸過世後，他的健康也跟著亮起了紅燈。

一年後，哈默被診斷出罹丸癌。他心想該病是否和驟失兒子引發的心理打擊過大有關，因此他開始追蹤研究。第一步是詢問自己的病患，看看他們生病前是否也遭逢類似的心理打擊，結果發現確實有。彙整這些資訊後，他開始分類，找出什麼樣的情緒打擊與什麼樣的疾病相關，最後推導出德國新醫學理論。

爲了進一步分析病患，他參考病患的腦部電腦斷層掃描，細究他們的腦部是否有顯著的變化。他訝然地發現，病患腦部的若干區域確實受損，而且受損處與身體長癌或生病的器官相關。最後他自創哈默版的腦部結構圖，根據病患腦部受傷處，預測病患身體哪裡生病。

哈默醫師開始質疑傳統西醫理論，以全新觀點看待疾病。他主張疾病不是病，而是身體在自我調適，藉此提高生存率。換言之，世上無所謂疾病。身體遵循體內生物程式，因此出現疾病症狀是基於「健康」動機。舉例而言，發燒是身體藉由升高體溫，殺死入侵的細菌、病毒或其他入侵物，是為了讓人活得更健康，因此不該被視為壞事。

疾病與情緒緊密相關

要進一步瞭解新德國醫學理論，可參考魚被釣上岸後的反應。首先魚會阻止水分繼續從體內流失，所以會降低腎臟功能。排尿減少意味更多的水可留在體內，因此保水能力是魚被釣上岸後的自然反應。這種反應可視為體內的生物程式，讓魚離開水面後仍能活命。相同的機制也出現於進化鏈裡比魚更高階的所有動物物種，包括人類在內。人類的基因和魚有諸多雷同，所以我們體內也有類似的生物程式，只是平常備而不用，直到某天到了格格不入的環境，該程式才會被啟動。

近日我有個病患帶著八十歲的母親來看診，治療背痛。除了背痛之外，這位老婦還有嚴重的水腫，兩腿脹得非常厲害。我問她水腫多久了，她說才剛開始。我接著問她近來生活上可有什麼變化？她女兒代她答道，她母親其實住南部，最近才剛到台北看小孩，一來之後兩腿就開始腫脹。我說：「喔，可見她真的不想待在台北呢！」她女兒笑著點頭，覺得我說得沒錯。她母親不喜歡北上，每次來台北，腿就會腫，所以這並非她第一次發病。

德國新醫學主張，疾病是情緒與心理打擊所致，這些打擊告訴大腦我們現在有危險，生理因而出現變化，協助我們度過難關。而打擊可能小至寵物過世，大至人生碰到轉捩點，不得不面對人生重大轉折。這些打擊事前讓我們措手不及，事後又非我們所願意接受，有時因而深受傷害，儘管有些傷害遠在我們的意識之外，讓我們渾然不覺。重大打擊會啓動生理程式，讓人突然病倒，如感冒、感染發炎、心臟病發、中風、長腫瘤等。

兩種乳癌

讀到這裡，各位可能會想，何以讓人長癌的生理程式對我們有利？就以乳癌爲例。女性乳房是爲了哺育小孩，若小孩有什麼不測，母親的第一反應是做點什麼或餵哺小孩，讓小孩度過難關，乳房因而開始分泌乳汁。對正在哺乳的女性來說，這個生理反應百分之百正常健康。但在不需哺乳的女性身上，若她受到某些心理打擊，同樣的生理拯救程式就會啓動，指揮泌乳細胞增生，乳房腫脹卻無法分泌乳汁，細胞不正常增生之後就變成腫瘤。換言之，腫瘤長在乳房的泌乳細胞裡。

再者，想像一位女子深愛另一半、寵物或事業，程度和愛自己的孩子不相上下，但她熱愛的對象若遇到天大不測，她身體的第一反應可能是分泌乳汁。不過她擠不出乳汁，因而乳房組織增生形成腫瘤或乳癌。德國新醫學能根據病患受過的打擊或壓力加以分析，進一步預測病患可能罹患的癌症種類。不同的壓力會形成不同的腫瘤。

最近我一位好友因乳癌過世，讓大家大感意外，因爲她才五十多歲，每次見面都是精神奕奕。她吃素、遠離菸酒、體重正常、家族沒有乳癌病史，亦即生活中沒有一樣符合罹癌的危險因子。

唯一引人注意的是她生病的時間。她生前經營自己熱愛的事業，但多年下來，生意並無起色，恐怕永遠賺不了錢。她打定主意不計代價，非讓事業走下去不可，所以一直加碼。她視公司如小孩，務必讓小孩有長大成人的機會。

經過十年苦心經營，終於出現轉機。她接獲一筆生意，保證可以立刻讓公司獲得可觀的進帳，未來幾年也能高枕無憂。她開心極了！多年的犧牲與努力終於開花結果。大約半年後，她發現胸部長了一顆腫瘤，而且長大速度很快。奇的是，德國新醫學正確地預言到她罹患的癌種。

根據德國新醫學，乳癌有兩種，分別由不同的壓力源造成。若女性熱愛的人或事出了嚴重狀況，如小孩生重病或被診斷出自閉症等重症，她的泌乳細胞可能長腫瘤。這類屬於腺癌。

另一種乳癌叫上皮細胞癌，會影響乳腺管。這類癌症好發於長期面臨高壓、但突然問題與壓力迎刃而解的女性身上。這正是我那位朋友罹患的乳癌類型；她最後不敵病魔過世了。

感冒跟壓力的關係

再舉一個例子：流行感冒。大家注意過傷風或流感是怎麼出現的嗎？你可能深信這是受到病毒感染所致，但這並不完全正確。研究顯示，即使病毒被刻意植入實驗對象的鼻腔或喉嚨，也僅有半數人會眞的感冒。

通常傷風或流感來得突然，有時在冬天，大量人口淪爲病號，有時在隆夏，但感冒原因似乎不明。施打疫苗也許是不錯的預防之道，但很多注射疫苗的人最後還是中鏢，因此疫苗並非萬靈丹。

根據德國新醫學的主張，病毒不會造成流感。感冒和其他疾病一樣，是因爲情緒打擊所致。舉例來說，你面臨還款、養兒育女等諸多壓力，所幸工作穩定，因此一切還在可應付與控制的範圍內。突然有一天，你接到老闆氣沖沖的電話，宣稱他有十足把握，你捅了大樓子，若讓他找到鐵證，絕對炒你魷魚。

這對你是青天霹靂。若丟了這份高薪工作，對你無疑是災難，生活的一切將陷入危機，你現在可謂水深火熱，壓力重重。這類壓力會讓你心生恐懼，讓你鼻子與喉嚨的組織長期收縮。

試著把手貼在喉嚨上，收縮臉部與脖子肌肉，做出害怕的表情。除了臉部肌肉收縮，你也會感到喉嚨的肌肉在收縮。若讓緊繃與收縮維持逾一分鐘，你的喉嚨肌肉會開始顫抖，並且發疼。這類長期緊繃的狀態，會減少輸送到喉嚨細胞的血液流量與營養成分，造成細胞受損。

這類壓力及營養吸收不足，若持續數小時、數天、數週，甚至數月，喉嚨內膜受損的情況會相當嚴重。你也許心想，一旦喉嚨內膜受傷，身體會自動療癒，其實不然。由於生活壓力太大，腎上腺皮質醇分泌量居高不下，你根本不會感覺喉嚨受損，更正確地說，你根本感覺不到體內有任何異狀。腎上腺皮質醇的另一個功能是降低免疫系統，因此受損組織得不到修復。這也是何以你不會感冒或出現喉嚨不適導致的症狀，但是受損情況仍悄悄進行著。想像有一天你接到老闆來電，稱他誤會你了，因此你保住了飯碗。壓力一解除，你開始放鬆，不用再擔心房子與家庭，體內腎上腺皮質醇開始下降，但你卻突然得了風寒。

根據德國新醫學的疾病理論，只要壓力繼續，身體就不會生病，以免影響人的生存能力。一旦心存恐懼，呼吸會加速，若這時治療受損的組織，會導致喉嚨腫脹、收縮並影響呼吸。所以身體一開始就停止自癒功能，直到放下心中大石，才會開始修復受損的

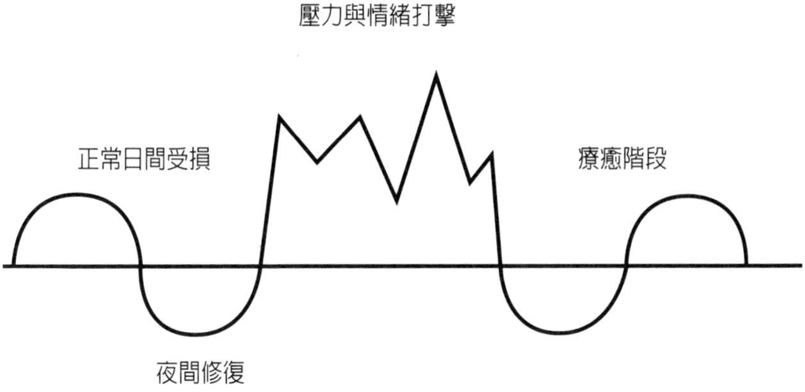

喉嚨組織。威脅一除，大腦會啓動生理程式，讓身體開始自癒。若是感冒，身體會出現喉嚨發炎、咳嗽、鼻塞、發燒等症狀。所以感冒其實是好事，因爲這代表你的身體開始修補受損的器官與組織。

睡眠品質攸關身體的修復力

請參考上圖。根據德國新醫學，健康是日間細胞受損與夜間細胞修復（趁睡眠時進行）交互循環的結果。若循環模式被打亂，健康將亮紅燈。附帶一提，腎上腺皮質醇會干擾睡眠，若你會失眠，原因之一可能是腎上腺皮質醇分泌過多。之前提過，腎上腺皮質醇過高意味體內發炎，也就是細胞已經受損。睡眠能夠降低腎上腺皮質醇並修補受損的細胞。但若是睡不好，細胞無法修復，長期下來，受損的情況會愈來愈嚴重，對健康非常不利。

因此健康與否的重要指標之一是觀察自己的睡眠品質。若睡眠品質下降達數日或更久，代表日間受損細胞未被修復。德國新醫學認為，睡眠不佳的這段期間若不生病，反而不利健康。待壓力消除，恢復睡眠品質，身體開始修補受損細胞，也意味著你要生病了。

根據德國新醫學，壓力一解除，並非所有疾病都會蠢蠢欲動。德國新醫學博大精深，非本書精簡的介紹可以涵蓋。除了壓力，該學派也將其他細節納入疾病成因，諸如病患的年紀、是左撇子或右撇子等，因為後者會決定身體的哪一側生病。要進一步認識德國新醫學，建議大家直接鑽研。

有些疾病的確在壓力升高時出現，只要降壓就能痊癒。問題是，你得釐清自己的病屬於哪一類型，以及和壓力的關係。像上述我朋友的例子，壓力一解除反而造成她生病過世，若當初她沒接到大合約，若公司生意一直毫無起色，也許她還活著。

除非你是德國新醫學的專家，否則很難判斷自己的病是因為壓力而趨緩，還是因為壓力而惡化。但仍有輕鬆可行的因應辦法。你必須放慢速度，給身體充分的調適時間。若你長期處於高壓狀態、但從不生病，擺脫壓力時要小心，一定要慢慢來。花上幾個月、甚至幾年慢慢放手與放鬆。生病時，必須提高警覺，分析當時是壓力的開端還是壓力的尾聲？一旦你掌握這些細節，就能找出更好的保健之道。

我學習德國新醫學期間，授課老師爲了強調這點，提過一個讓大家匪夷所思的案例。有位男士深愛妻子，但妻子堅決求去，逼得他不得不答應離婚。他傷心欲絕，壓力纏身，開始失眠。這情況持續了數月，直到他認識並愛上另一位女子，失眠問題才獲得改善，而他也開心地找到了第二春。

一般正常的想法不外乎這是好事、有益健康，但其實不然。他與女友相戀三個月後，就心臟病發過世了。隨著離婚而來的壓力與衝擊已讓他的心臟受損，但未擺脫壓力之前，心臟無法開始自癒，直到他認識女友後，腎上腺皮質醇才逐漸下降，生理程式開始運作，修補心臟受損組織，結果增加了心臟發炎與腫脹的面積，導致血流受阻、心臟功能變弱。這類情況一不小心就會要人命！

根據德國新醫學的疾病觀，想要永久遠離疾病，切勿對任何事大驚小怪。只須讓自己和驚嚇絕緣，就可永保健康，可惜大多數人都做不到。人生有時投過來的變化球讓人難以接受。你可能賠了錢、丟掉工作、喪失自由、失去愛人，或是面臨多到數不清的意外情況，情緒怎麼可能不起波瀾？這時我們只能坐以待斃，任憑可怕病魔折磨嗎？當然不。所幸還有其他方法可以讓我們脫困，維持健康的生活。

什麼是藍區？

儘管遭逢巨大壓力，我們依舊可以保持健康，訣竅是向住在所謂「藍區」（Blue Zones）的居民請益。藍區的民眾是全球在世人口中最長壽也最健康的一群，所在地區包括沖繩、義大利的薩丁尼亞島（Sardinia）、希臘的克里特島（Crete）與伊卡利亞島（Ikaria）等。這些地區的民眾飲食不盡相同，生活方式也不符健康原則，例如有人每天抽菸、喝酒、狂飲咖啡，甚至不運動。

其中以沖繩人最了不起。他們經歷了二次世界大戰晚期的沖繩戰役，日本人稱之爲「鐵暴風」（Typhoon of Steel），因其死傷人數之多、火力之猛而得名。這場戰役的死傷人數高居二戰之首，逾十萬名日軍喪生，數萬在地居民死於戰火，還有五萬名美軍犧牲。許多飽經美軍入侵之苦、但倖存下來的沖繩人，因長壽讓沖繩成了藍區之一。

克里特島居民也經歷二戰的荼毒，這是克島史上首次遭到德軍入侵。德國派數千名傘兵空降克里特島，認爲光靠空降作戰就可輕易征服，卻遭當地居民頑強抵抗，不少傘兵著陸前就被民眾開槍擊斃。

德軍死傷慘重，因此希特勒禁止德軍日後再有任何大規模的空降作戰行動。估計空降克島當天，約有七千至兩萬兩千名德軍喪生，但德軍並未放棄進攻，最後仍拿下克島，並大開殺戒以報之前遭居民頑抗之仇。有人估計克島約有一半人口遭德軍殺害。

挺過來的克島人，在德軍占領期間經歷極端不堪的苦難，德軍戰敗離開後，他們接著面臨希臘內戰，挺過希臘史上最黑暗的時期之一，但就是這些未被逆境打倒的民眾，讓克里特島以長壽島揚名於世。

根據德國新醫學，這些人之所以健康長壽，必然是遠離壓力、鮮少有情緒波動等生活形態使然。不過揆諸歷史我們發現，事實剛好相反，這些人當中不乏遭遇難以想像的打擊的例子。

沖繩的苦瓜和克里特的蒲公英

但何以壓力與情緒打擊未導致他們生病？有些人主張，因爲這些人的飲食不同於其他人。沖繩人攝取大量的苦瓜與甘藷，克里特島的希臘人慣食橄欖油、紅酒及地中海飲食。巧的是，地中海飲食也納入大量的野生蔬菜，如蒲公英；蒲公英味道很苦，口感類似沖繩的苦瓜，但鮮少人知道地中海飲食的這個特色與祕方。

這下大家可能心想，健康長壽的祕訣是多吃苦瓜等帶苦味的蔬菜。苦味食材的確有助養生，但並非唯一的養生食材。苦瓜含有許多有益健康的營養素，但不足以解釋沖繩人何以長壽。

我分別在沖繩與克里特島住了數月，每天吃苦瓜，才一、兩天便發現，它最大的功效是清腸，能幫助腸子蠕動。若能保持腸道乾淨，身體自然健康。照此看來，苦味蔬菜絕對是萬無一失的保健之道。健康的排泄習慣與乾淨的腸道系統確實能降低發炎，而這也有助於沖繩人與克里特島人延年益壽，但原因不只如此。

關係緊密的社區文化

藍區人的另一個特色是住在緊密交織的社區，大家彼此互相照顧。他們有虔誠的信仰、頻繁的文化活動，將大家緊密團結在一起。沖繩的大小祭典不斷，社區所有人傾巢而出，一起跳舞唱歌，其中以那霸的拔河祭最出名，主辦單位使用全球最粗的拔河繩，多達一萬五千人下海一起使力。這是強而有力的文化圖騰，象徵大團結與向心力。我本人也親自下海數次，坦白說，眞的是開心破表！

克里特島及希臘其他各地也有許多類似的文化活動，動員全社區民眾參與音樂與舞蹈表演。每年的復活節慶典是高潮，端出嘉年華、葡萄酒慶、街頭排舞等，大家手牽著手圍成圓圈跳舞，或設計其他群策群力的活動。一如在沖繩，傳統的克里特島與希臘文化團結了民眾，絕不讓任何一人覺得受迫、落單、無助。

一些醫師認爲，其實是這些文化因素提供了長壽與健康最關鍵的養分。在美國，罹患糖尿病的人數之多，堪稱全球第一，平均壽命也遠低於預期，但加州出現一個藍區，位於羅馬林達（Loma Linda），居民都是基督復臨安息日教會（Seventh Day Adventist church）的教友。

他們之所以贏得藍區頭銜，靠的並非苦瓜、苦味野菜、橄欖油、葡萄酒等等。儘管他們的確吃素（想必有助於保持腸道健康），但他們也是虔誠的教徒，每週教會會舉辦諸多聚會與活動，建立了一個堅強又團結的社區。

毫無疑問，家人與社區的鼎力支持，協助大家走出可能壓垮健康的心理重創與壓力。各式各樣的慶典以及溫暖的人情味，讓大家放下壓力，就算碰到極不順遂的際遇，也能苦中作樂。這些文化與宗教活動彷彿護欄，不讓奪去健康的慢性壓力近身。

藍區生活的祕訣

請務必向藍區民眾學習、借鏡，因爲他們提供了有效又簡單的養生之道。首先，你必須定期休息與度假，讓壓力定期紓解。此外，請花時間與心思和親友相處，透過跳舞、音樂或簡單地吃喝玩樂等文化活動，和大家打成一片。最好每天都找時間和親友聚聚，否則至少每週應撥出一個整天。若選擇週日爲聚會日，和心愛的人一起活動或好好談心，秀一手好廚藝或使用其他花招，讓對方明白你的心意，也讓對方有機會向你表露感情。這些都對健康大有好處。

其次，切勿突然終止壓力，尤其是需要時間癒合的情況。比如說，你和男友（或女友）突然分手，導致你傷心欲絕，此時切勿急著投入另一段戀情，給自己一段時間保持單身，不必急著接受新關係。給自己時間，慢慢療傷。據統計，人至少需要兩年才能走出離婚或分手的陰霾，所以給自己至少兩年的時間，直到心情完全恢復、準備好接受新的關係爲止。這麼做可以救你一命。

假使長期飽受壓力，某天壓力源突然消失，切勿立刻休息或放鬆，此時還不到休息與鬆懈的時候，反而應該進一步向前衝、迎接更多挑戰。

想像你是舉重選手，目標是摘下奧運金牌。後來，你眞的成功奪金，然後呢？若你決定引退，後果會如何？我是醫生，擅長醫治運動傷害，就我個人的親身經驗，最糟糕的病患是停止受訓的退休運動健將。他們的關節糟透了，肌肉纖維嚴重受損，血液循環極差，傷害鮮少能痊癒。反觀終生受訓不斷的選手，就算上了年紀，身體依舊硬朗，行動自如。

要活得健康充實，切勿戀棧過去的豐功偉業，就算再怎麼精彩也必須割捨。持續鍛鍊，讓自己更上一層樓，以臻人生的更高境界。如果順利解決了一個重大難題，再找更大的難關來挑戰自己。你可以放慢解決問題的步調，但切勿休戰。

退休之後，請勿待在家裡無所事事，這對健康極具殺傷力。理想的的作法是退而不休，根據自己的體力與健康，慢慢降低工作量。或許還可另闢蹊徑，找些較不費體力的事情挑戰自我。要健康長壽，必須不停地動，直到嚥氣爲止。藍區的居民幾乎都退而不休，看來這並非巧合。他們持續活動，直到體力不堪負荷，而這時年紀已過百歲。他們辦得到，你爲何不行？

隨著全球人口老化，未來將沒有足夠的年輕人分擔照顧急增的老年人口，這是未來極大的隱憂。少了足夠的年輕人照顧老年人，一想到可能的後果，不免教人害怕。唯有老年人保持健康、行動自如、生活自理，才能眞正解決問題。若所有人都能像藍區人一樣健康，此危機當可避免。由於醫療支出是世上多數國家的沉重負擔，甚至嚴重到可能危及國家未來的經濟發展，因此各國政府應該好好教育老年人，讓他們懂得健康地生活。貴國政府可能要很久之後才會瞭解這點並採取行動，但我可不建議你枯等，你該爲自己的健康把關，將健康掌握在自己手上。

第二章　健康金三角的底邊：身體

身體是健康金三角的底邊或基礎。一如建築，不管蓋什麼東西，一開始就必須把地基打得又牢又實。想要擁有健康的體魄，必須知道如何照顧身體的一切需求，包括睡眠、運動、動作、伸展、姿勢、性愛、撫觸、呼吸等。

有些人認爲，身體的重要性不如壓力等其他因素，其實不然。比如說，儘管壓力重重（心靈因素），我們還是可以活得又長又久。反觀身體，若連續幾天沒睡，或是中斷呼吸幾分鐘，十之八九命不久矣。

在上一章，我們提到人生圖譜就像音頻，有高有低。該比喻有助大家理解人生的起伏與變化，繼而學習坦然接納並善加利用。

同樣的道理亦可套用在身體因素。其實身體也具有一定的頻率，依循二十四小時的晝夜節律（生理時鐘）產生相應的變化。研究顯示，身體的頻率早在出生前就已固定，無法改變。下表列出人體一部分的晝夜節律：

早上七點半：褪黑激素（melatonin）停止分泌（自然醒時間）
早上八點半：腸蠕動
早上十點：警覺性最高
下午二點半：協調性最佳
下午三點半：反應速度最快
傍晚五點：肌力最強
晚上六點半：血壓最高
晚上七點：體溫最高
晚上九點：褪黑激素開始分泌（上床時間）
晚上十點半：腸蠕動變慢
凌晨二點：深眠
凌晨四點半：體溫最低

這些生理時鐘是固定的。舉例而言，若超過睡眠時間還熬夜，心想反正隔天放假可以補眠，這就錯了。你隔天當然可以賴床，愛睡多久就睡多久，但睡眠品質不佳，因爲每天早上七點半，生理時鐘便會告訴大腦停止分泌褪黑激素，而褪黑激素是影響睡眠的關鍵荷爾蒙。

褪黑激素其實是體內最重要的療癒荷爾蒙。它是功效超強的抗氧化劑，儘管未攝取足夠的維他命C、A、E或其他抗氧化營養素，褪黑激素可以協助修補白天受損的細胞與組織、對抗癌症等疾病，讓你持盈保泰。少了它，你會老得快、易生病、不易長壽。總之，它是人體內最重要的癒合物質。

褪黑激素極為重要，但它有自己的生理時鐘，只有在全黑的環境中熟眠才會分泌。全黑指的是伸手不見五指，若開燈睡覺，會降低其分泌量，所以應避免開燈睡覺。此外，早睡有助健康，因為這是褪黑激素分泌的唯一時間。若房間透進光線或有其他光源，褪黑激素便會停止分泌。

人不太能改變體內的生理時鐘，畢竟體內的節律穩定，鮮少變化，為了健康，最好接受並依循這樣的節律作息，一如接納自己的人生頻譜。若硬要與之對抗，你鐵定是輸家，徒讓體內發炎程度升高。因此，何苦與之對抗？我們應認識它們，配合它們，才能增強體力，改善睡眠、消化、排毒等。只要根據身體的節律作息，就可輕鬆擺脫發炎、改善健康、延緩老化。

遵守睡眠的生理節律

大家會問，要怎麼根據生理時鐘早早上床睡覺？早在電燈發明之前，蠟燭是夜裡唯一的光源，人體的晝夜節律全由太陽主宰。日落天黑之後，人們多半上床睡覺。傍晚只能靠微弱的蠟燭或壁爐的火光充當照明，全身放鬆之下，不久便闔眼入睡。當時沒有電視、電話、網路等擾亂心思的東西，所以每晚早早入睡。太陽升起，人也跟著甦醒，這是常規也是必然，因爲多數人必須徒步一小時以上前往農地或上工的地點。

我父親以前常提及一九五〇年代初期希臘老家的生活，當時的村民日出前便起床，走路兩個小時去工作。父親記憶猶新，一大早街上一片漆黑，路上到處是行人，多半沒穿鞋。當時的人鮮少生病，沒有睡眠相關的疾病，體重也不會過重。當時的家族照片裡，每個人都非常精瘦。

少了可插電的機器，大家只能靠勞力，雖然無須找時間運動，卻需要時間休息。每天都要面臨體力的硬仗，因此到了日落，大家迫不及待上床休息。

由於褪黑激素是修復細胞與組織的最重要物質，也是左右健康的要素，因此務必在對的時間睡個好覺。有諸多方法可以改善睡眠品質，我的著作《來自身體的聲音》介紹了一些基本的作法，本書則介紹大家認識更有效、也更重要的方式，而目前知道的人似乎屈指可數。

首先得瞭解睡眠時間。我之前說過，我們之所以有睡意，係因身體分泌褪黑激素。根據生理時鐘，褪黑激素在晚上九點半開始分泌，若覺得九點半睡覺過早，建議大家不妨注意一下每晚幾點開始萌生睡意，或幾點開始一直打呵欠。我確信是九點鐘左右。

最簡單的保健方式就是掌握這個生理節律。爲能趕上褪黑激素分泌的週期，最好在九點半之前梳洗完畢，躺在床上準備睡覺。我之前說過，褪黑激素必須在全黑的環境才會分泌，若睡著之後燈還亮著，會讓褪黑激素停止分泌，人也跟著醒來，因而喪失自然修復受損細胞及免費抗老的機會。

若想善用晚上九點半的睡眠週期，九點十五分之後不能開燈，不能玩手機，不能看電視或上網，也不能開啓任何會發光的電器。有些人對光極爲敏感，即便是小夜燈，也會干擾其睡眠與褪黑激素的分泌。

今天的社會幾乎走到哪都有電可用，日落而息的自然律已被打破，尤其是晚上十一點之後，網路世界熱鬧登場。時間愈晚，掛在線上的朋友愈多，大家忙著上傳照片、轉貼文章、聊天，時間愈晚，褪黑激素分泌量愈少。其中影音網站 YouTube.com 危害最大。過了午夜還在線上觀看 YouTube，會發現各式各樣有趣詼諧的影片，根本捨不得下線睡覺。所以我建議大家晚上十一點之後，切斷與 YouTube 及所有社群網站的連線。

有人擔心，九點半之前睡覺，可能在三更半夜醒來，這麼想也許沒錯，但這不是什麼問題。其實連續睡上八小時是近代才有的主張，但回顧歷史紀錄，以及根據地中海與北極圈民族的睡眠週期，沒有人每晚睡足八小時。

人類的自然睡眠週期包括一天睡個兩、三回。舉例而言，你九點半入睡，半夜十二點醒來，這完全正常。然後你乾脆起床做自己想做的事（你可以想做什麼就做什麼，不過最好還是與 YouTube 保持距離），大約凌晨三點左右，你又有了睡意。若這時順從身體的需求回床上睡覺，大約早上八點左右醒來，這時你精神抖擻，甚至比睡足八小時還要有精神。

若身體想睡覺就去睡覺，包括午睡在內，然後睡到自然醒，睡眠品質將大幅改善，每天早上精神奕奕，健康氣色也優於以往。

電磁場影響睡眠品質

靠近電器釋出的電磁波會降低睡意與睡眠品質。爲了改善睡眠品質，至少必須與電線（包括埋在地板下或沿著牆壁的電線）保持一公尺以上的距離。最好買一個能夠測量電磁波的儀器，確定睡床不在電磁場正上方。

同時也要遠離行動電話或電腦，務必讓這些電器遠離自己一公尺以上。若晚上有人打電話找你，這一公尺之內的電磁波威力不容小覷。因此，睡覺期間最好關機。有人對電磁波非常敏感，爲了一晚好眠，他們乾脆關掉屋內所有電源。

你可以透過實驗親身感受電磁場的影響。晚上九點半坐在床上，從一至十分，自評睡意。然後下床關掉屋內電力的總開關。接著躺回床上，全身放鬆後，再次自評睡意有幾分，你會訝然地發現兩者的差異。可見電磁波的確不利放鬆，阻礙我們自然入睡，影響程度之大，超出預期。

大腦的關機方式

另一個阻礙睡眠的常見原因是腦筋一直動不停，爲了某件事，一再傷腦筋，無法放鬆，以致睡不好。儘管身體疲憊，腦筋似乎無法關機，影響睡眠。這時候，你可能有以下作法。首先，你會借助安眠藥或是猛喝酒，這是睡眠障礙者最常見的因應辦法，也許短時間內有效，但無法治本，因爲喝酒或吃安眠藥會降低睡眠品質、危害內臟，產生諸多副作用。

還有讓大腦靜下來的其他良方：

- 睡前花至少三十分鐘冥想、放慢呼吸速度。
- 睡前至少花一小時做些自己喜歡、但與工作無關的嗜好，如畫畫、彈奏樂器等。
- 睡前和另一半享受魚水之歡。
- 睡前做激烈運動。有人認爲，睡前運動反而不利好眠，這只在從事輕度運動或有氧運動才成立。若花一小時舉重或從事其他無氧運動，肌肉因爲操之過凶，疲憊的你一上床就立刻熟睡。

練習吐納

《來自身體的聲音》教導大家如何讓腦筋與情緒慢下來，以助好眠。方法之一是認識自己的呼吸模式，放慢呼吸速度，達到一分鐘吐納一次。二十分鐘之後（亦即吐納二十次後），可以感覺腦部關機，一沾到枕頭就呼呼大睡。

不過還有更簡單的方法可以讓你輕鬆入睡，那就是觀察自己的呼吸。若花一分鐘靜靜觀察自己的呼吸，會發現其中包含了吸氣與吐氣。吐納之間，感覺空氣被吸到肺部，肺部再將氧氣轉化成二氧化碳釋放到空氣中。因此一次吐納可分成四個步驟。

控制呼吸的目的是讓每個步驟花等長的時間。現在可以試一試，觀察自己的吸氣，數一數吸氣花了幾秒；現階段肺活量可能不夠，所以只用了一秒鐘。掌握自己吸氣的時間後，接下來讓吐納四步驟的時間等長。吸氣一秒、聚氣一秒、吐氣一秒、屏氣一秒。吐氣時，注意不要爲了一秒鐘的時間差，急著再次吸氣，直到眞的有需要才再次吸氣，你會發現一秒鐘自然而然可延長到三秒鐘左右。

不管接下來的吐納新增了幾秒，務必要讓每個步驟時間等長。例如若延長爲三秒，則吸氣三秒、聚氣三秒、吐氣三秒、屏氣三秒。記住，別急著再次吸氣，直到眞有需要才進入下一個循環。你會發現，屏氣時間再次拉長，下一次也許可以拉長至五秒左右。

照這模式再做一次。每次吐完氣，記得要屏氣，並注意自己再次吸氣前，可以屏氣多久，秒數應該會愈來愈長。若你趁著走路或忙於公事時練習，每次吐納的秒數可能拉長至十五至二十秒。若是靜坐冥想，每次吐納可達約一分鐘。吐納速度愈來愈慢，人也愈來愈放鬆，思緒跟著放緩，情緒也愈來愈平靜。若能練習吐納十分鐘以上，將更容易入睡。

獨眠不易安睡

人類是群居動物，開天闢地以來，一直是和一大群人席地而睡，直到一百年前，才有愈來愈多人獨眠。獨眠會讓睡眠品質大幅下降，因爲一個人睡，缺乏他人保護。遇到外人入侵等危急狀況，將首當其衝成爲被攻擊的目標，無依無靠，沒有人幫忙脫困。睡覺時，旁邊有人相陪，或者有寵物在附近，會比較安心，能放鬆睡個好覺。許多小孩睡不著時，會換床跑去和父母一起睡，原因就在於此。

所以睡覺時最好有一個讓自己心安的人在旁保護。如果你單身未婚，不妨讓自己喜歡且信任的人睡在附近。如果找不到，考慮養隻狗。至少晚上遇到什麼危險或意外，狗會出聲示警，甚至不惜任何代價保護你。狗比大多數人類來得忠心、勇敢、有保護欲。

血糖不穩難以入眠

睡了兩、三個小時之後常無緣無故醒來，繼而輾轉反側，難以入眠，可能是血糖不穩使然。可惜沒有標準的血液化驗，可用於檢測這類不穩的血糖值，不像糖尿病或其他嚴重的血糖問題，能靠驗血診斷。

既然迄無檢測可以診斷自己是否有血糖不穩的毛病，不妨攝取一、兩大湯匙椰子油。椰子油含飽和脂肪，不易消化，因此能緩慢進入血液，有助於穩定血糖值。此外，椰子油也可以搭配蔬菜或肉類蛋白質一起吃，但必須避免攝取容易消化的澱粉類食物，包括米飯、小麥製品（如麵條、麵包）。

不必擔心飽和脂肪可能升高體內膽固醇，引發心臟病或其他疾病，因為血液裡僅二五％的膽固醇來自飲食，剩下七五％是身體自行製造的。換言之，就算你抵制所有會升高膽固醇的食物，你的身體也會製造。本書稍後會提到，不碰飽和脂肪其實有害健康，也是造成膽固醇居高不下的原因。

體態與姿勢

姿勢端正影響廣泛

維持端正的體態與姿勢對於睡眠同樣重要。稍早的研究顯示，擁有端正姿勢的人較長壽，這點不令人意外，因為心靈與身體息息相關。站立、坐臥、行走等姿勢會牽動肌肉，造成肌肉緊張僵硬，自然會影響身體其他部位。若維持一個姿勢過久，加上缺乏運動，對身體、情緒、心靈會有諸多負面影響。

你可以輕鬆印證姿勢對身體與情緒的影響。下次若胃部犯疼，調整一下自己的姿勢，挺胸、打直背脊，維持這樣的姿勢幾分鐘，將可降低胃部的不適感。若你動怒發火，試著面帶笑容兩分鐘以上，心情會輕鬆不少。若是心情跌到谷底，盡可能把頭抬高，看向高處兩分鐘以上，有助於一掃陰霾。

姿勢不正的話，肌肉、關節、椎間盤會出現各式各樣的問題。脊柱的脊骨、椎間盤、韌帶負責支撐身體重量，只要有需要，脊柱可以無時間上限地盡其責任，一點也不覺得累。肌肉負責保護與支撐脊柱，讓脊柱維持正確姿勢，這樣行動才能自如。若脊柱的位置不正，就得由頸部與背部的肌肉接手脊柱的工作，但這絕不可能，因爲肌肉需要休息，無法一直支撐身體。若肌肉被迫工作過久，比如說幾分鐘，肌肉就會受傷。試著用盡全力握緊拳頭，約一分鐘之後，你就會覺得疼痛。疼痛代表細胞已經受損，受傷就必須修補。

體內修補系統會讓受傷處纖維化或結痂。纖維是身體的膠水，可強化受傷處的肌肉與肌腱，對身體是好事，但增生的組織欠缺彈性，導致肌肉攣縮，無法伸展到極致。所以會出現肩頸肌肉緊繃，大腿後側筋很緊，彎腰無法摸到腳趾等現象。這解釋了何以一些人（尤其是老人家）動作非常僵硬。

不正確的姿勢會造成上胸椎的脊柱前彎，肩膀下垂，上背部後凸（kyphosis），壓迫頸部肌肉。若長時間緊繃，會增加肩頸肌肉纖維化次數，彈性也愈來愈差。因爲駝背，胸椎過度前彎，久而久之會出現兩種後果：一是下背部（腰椎）增加前凸的弧度（lordosis），用以支撐身體的重量；另一個可能是腰椎的弧度消失（這肇因於體型、受傷程度、身體的運用等諸多因素)。

姿勢愈不端正，肌肉傷害程度愈大，纖維化程度也愈高，導致關節與椎間盤受到壓迫，嚴重者可能出現手腳痠麻、關節囊腫、長骨刺、骨關節退化等毛病。這些都是因爲關節受到過度壓迫，而關節受到壓迫，除了肌肉緊繃、椎間盤位移(或椎間盤突出)的緣故之外，也因爲背、頸、膝蓋、身體其他部位的關節出了毛病。姿勢不正還會影響自律神經，進而影響腎、胃、心臟等臟器的健康。

若覺得這些毛病不足以敲響警鐘，那就再告訴大家，肌肉痠痛與關節毛病也會導致身體發炎程度升高。所以肌肉與關節愈不健康，免疫系統就愈弱。

你也許無法次次控制壓力、睡眠品質、飲食，但你可以改善姿勢，減輕肌肉與關節的痠痛或傷害。只要知道什麼是正確的姿勢，矯正不良姿勢，問題就解決了。聽起來輕鬆又簡單，但實際不然。

不穿鞋的人姿勢比較正確?

首先，鮮少人知道什麼是正確姿勢，絕不是只有抬頭挺胸這麼簡單。姿勢並非學校的必修課，更有甚者，各位的所學所聞可能都是錯的。若不知道什麼是正確姿勢，又如何能矯正與改善呢?

其次，姿勢和穿鞋與否有連帶關係。不穿鞋的民族，姿勢與體態都較佳。只要參考赤腳在非洲叢林或其他原始地區生活的原住民照片，各位就會發現，沒有人駝背。古希臘雕像以及出土古瓶上的人像繪畫亦如是。穿鞋改變了體重施力於雙腳的方式，也改變了下背部與其他節脊柱承載重量的位置。

第三，姿勢與運動量及運動類別相關。若你不愛運動，背部肌肉無力，無法維持正確體態。或是定期運動，但運動類型不對，也無法維持正確體態，例如農夫每天在農地裡彎腰八小時，肌肉因長時間維持同一個動作而沾黏僵化。健康的運動必須包含肌力訓練，例如舞蹈、瑜伽、皮拉提斯、仰臥起坐等（這些都是只靠自身體重的運動）。另外，需要器材的重量訓練也可提升肌力。運動時，讓身體保持在正確姿勢，有助於更輕鬆地一整天維持正確的體態。

第四，自卑、恐懼、沮喪等情緒也會影響姿勢。看到一個人彎腰駝背、垂頭喪氣，給人的第一印象是缺乏自信、憂鬱沮喪。一個人彎腰駝背，彷彿要縮小自己，臣服於迎面而來的威脅。因此治療姿勢不正時，務必要把自卑、憂鬱、其他心理疾病等納入考慮。本書後面幾章提出了一些建議。

第五，脊柱以及與脊骨相連的肌肉必須健康。若姿勢不正是因爲脊柱側凸、關節炎、背傷痼疾、受傷導致頸椎曲線變形等毛病，治療之前，必須先找出這些深埋其下的問題，才能眞正治本。本書提供了一些矯正的訣竅，但大家最好還是找整脊師、整骨師、物理治療師等專業醫師諮詢。

不管用什麼方法，務必要讓身體維持正常姿勢。這眞的非常重要，值得大家付出一切努力。但該怎麼做才好？多數人認爲，只要抬頭挺胸就足矣，但事情並非這麼簡單。首先，得明白良好姿勢需要哪些條件。

兩個重點部位：下背部跟骨盆

良好姿勢並非挺胸之故，而是下背部脊椎（腰椎）由後得到支撐。試著將臀部往後翹，再將尾椎往前捲，彷彿要引人注意它的存在，這時胸部自然上挺，軀幹也拉直，再把下巴內縮，伸直頸椎。看起來彷彿立刻長高了些，充滿自信。

把手心放在背後，可以感覺整個下背部較之前緊繃並支撐著軀幹，彷彿有人用手托住你的下背部。走路時，應該保持這樣的感覺與體態，彷彿用自己的手托住了下背部，支撐著軀幹，但是背部、臀部、肩膀、雙腿等肌肉都應該放鬆，走路姿態才會自然不做作，同時保持正確姿勢。

有兩點務必要掌握。第一點，腰椎後彎角度不能過大，否則會感到後背卡卡的，受到擠壓。你必須找到最佳平衡點（或舒服點），也就是最舒適的姿勢。該平衡點能讓背

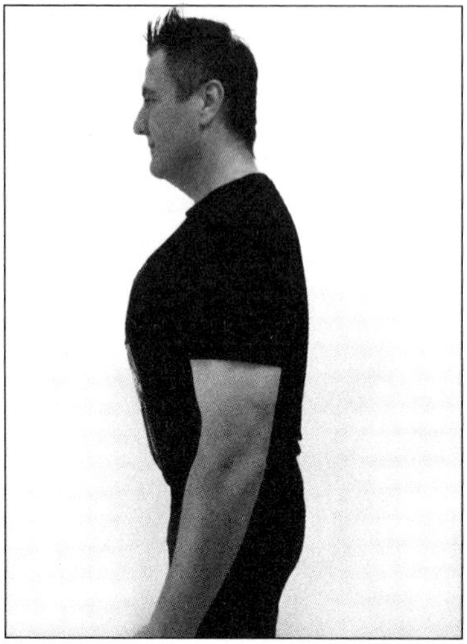

正確的站立姿勢。

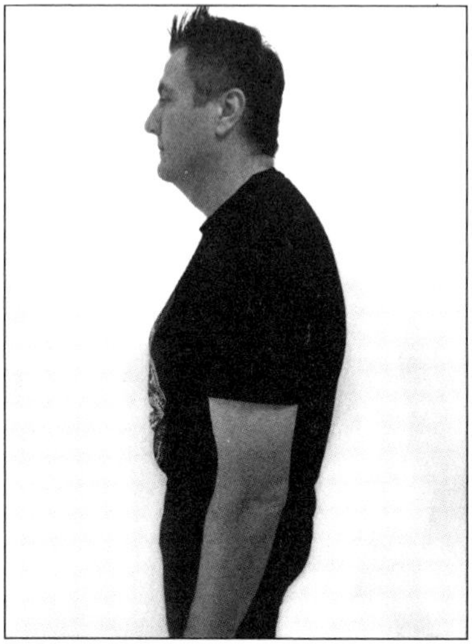

錯誤的站立姿勢。

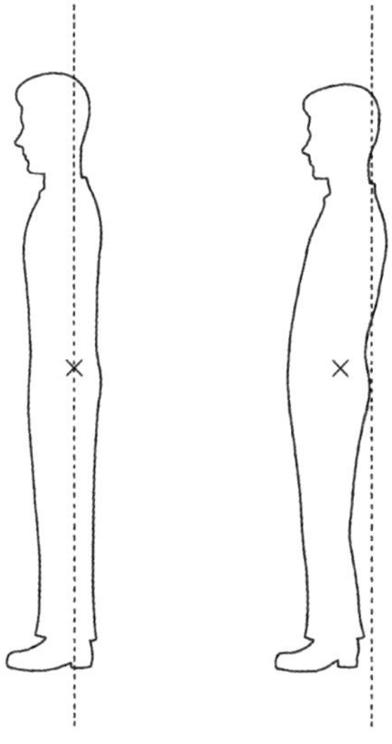

站姿的脊椎示意圖。

左：站姿正確時，脊椎拉直，軀幹成一直線。

右：站姿錯誤時，身體傾斜，脊椎彎曲。

部支撐軀幹，但不會讓下背部受到擠壓或痠痛。

第二點是小心骨盆傾斜的角度。我叫大家把腰椎往後移，並非要你把骨盆往後傾斜。跳肚皮舞、行房時，骨盆會前後移動，若一味把骨盆往後傾，下背部會受到擠壓，腰椎彎度也會愈來愈大，造成前凸。這問題常見於筋骨超軟的人，如體操選手、瑜伽專家等。矯正方式是靠牆而站，讓下背部平貼著牆。把骨盆往前捲，務必拉直下背，讓整個下背貼在牆面上。

保持這個姿勢，然後從腰椎之下捲起尾椎，這時把手心貼在下背時，可以感覺脊椎是直的，軀幹靠臀部支撐。你可能覺得這姿勢有些奇怪，但這是正確的姿勢。之所以正確，是因爲它強迫你挺胸，並拉長全身的脊柱。

不論站或坐，隨時調整姿勢

掌握正確姿勢之後，必須經常練習。一開始，絕對不可能長時間維持正確姿勢，因此一定要時時提醒自己，不論是排隊、等紅綠燈，還是走路，隨時檢查是否姿勢不良，並加以糾正。已經跟了一輩子的不良姿勢，的確不容易改，但只要有心堅持，最後一定會輕易辦到，成爲第二天性。

正確的站姿固然重要，但並非唯一，還必須注意坐姿。相形之下，正確坐姿應該不

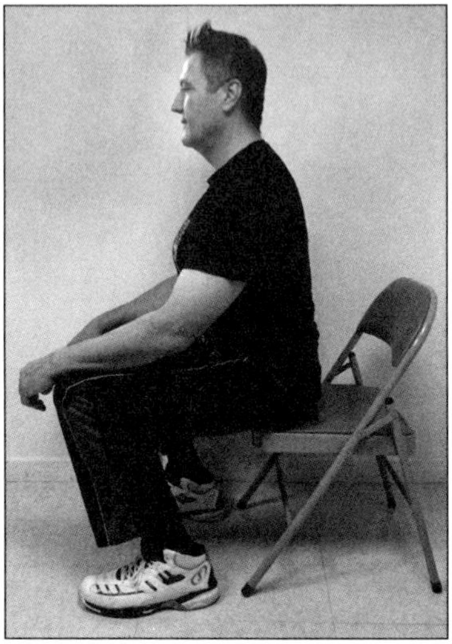

正確的坐姿應該是盡量往椅子前端坐，支撐軀幹的腰椎筆直。只要姿勢正確，胸部自然上挺，脊椎拉直。

難理解與學習，畢竟坐姿和站姿都是靠下背部脊椎支撐軀幹。坐著的時候，腰椎應處於後方。把臀部的肉盡量往後扳，盡量靠椅子的前端坐。然後把手心貼著後背，確定支撐軀幹的腰部曲線筆直。只要姿勢正確，胸部自然上挺，整個脊椎跟著拉直。必須花時間鍛鍊肌耐力，才能保持正確坐姿，不過只要重複練習，一定辦得到。

最糟糕的坐姿莫過於斜躺，背部中段脊椎有東西撐著，但下背部脊椎向前彎曲，因而出現各式各樣的背部毛病，所以務必要避免。若必須長時間坐著工作，找張合適的椅子讓你的坐姿正確地支撐軀幹，或是想辦法躺著工作。

我說的躺著並不是筆直地平躺在地上或床上：那只會造成背部更痠痛，閱讀也會傷眼。正確的躺法是，先讓下背平躺於地板或床面，在頭部與肩膀下墊著硬枕或捲成筒狀的毛巾，以利下背部肌肉放鬆。和坐姿相比，躺著工作，久了也不覺得累。只要將電腦螢幕置於和眼睛等高的位置，鍵盤置於大腿上，滑鼠放在身旁的地板或床面。閱讀也不

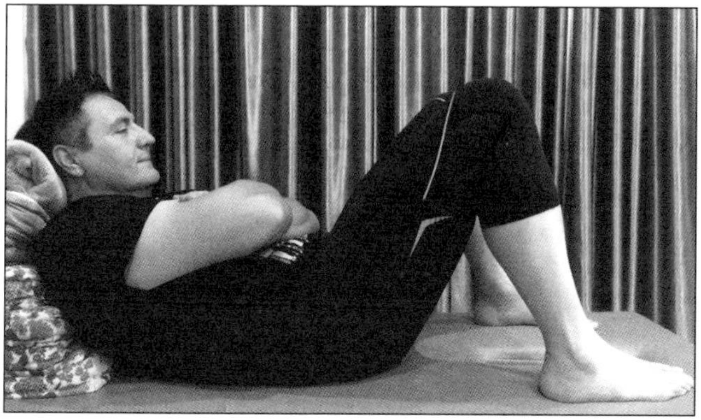

正確的休息躺法：下背平躺於地板，頭部或肩膀下墊硬枕或捲成桶狀的毛巾，以利下背放鬆。

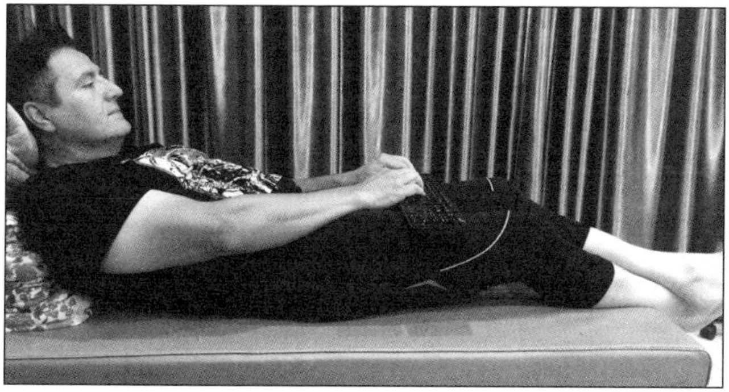

只要將鍵盤置於大腿、電腦螢幕與眼睛等高，偶爾也可以輕鬆躺著工作。此為側面圖。

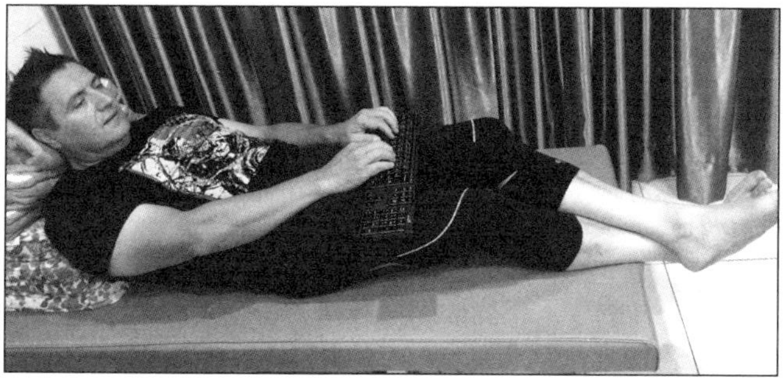

工作時的正確躺法。（由上往下看）

成問題，只要把書本放在胸前，或是用一個小磁板固定紙張，以利閱讀或寫東西。這個改良版躺法也能放鬆痠疼與疲憊的背部。若每天在學校或辦公室須久坐數小時，回家後看電視、打電腦、閱讀也都躺著。總之，不管做什麼，切勿坐在沙發或椅子上。久而久之，你的背會非常開心。

讓肌肉回歸原點

除了保持正確姿勢，也需要定期讓肌肉「回歸原點」（reset），讓僵硬以及纖維化肌肉獲得徹底伸展，才能保持肌肉彈性與活力。回歸原點就是定期運動，但現代人非常少動，因此醫生稱久坐與不動等同於抽菸，是另一個健康殺手。

必須整天坐著上班的人，最好找時間站起來動一動，理想狀態是每十五分鐘便起身活動。若無法離開辦公桌，至少站起來再坐下。因爲往往一忙就忘記活動，建議大家準備一個計時器，每十五分鐘提醒自己站起來動一下，然後再坐下。若能夠走一走，那會更好。

還有一個還原肌肉與情緒狀態的超快速方法，就是舞蹈與動作治療常運用的「眞實動作」（authentic movement）。方法非常簡單，就是讓身體隨自己的意思，愛怎麼動就怎麼動。想像一下，小孩怎麼律動全身，怎麼用身體表達開心、興奮、憤怒或沮喪？他們全身上下每個部位都在動，彷彿透過全身每個部位的肌肉表達他們的情緒。他們跳上跳下，猛踏地板，揮舞手臂，這些都是所謂的眞實動作。

動的時候，可以選擇快速或慢速，選擇放音樂或靜音。唯一的建議是想像旁邊沒有人看你，不要控制或在意什麼動作才好看。通常一個人的時候，比較敢放膽動，所以最好找一個可以獨處的空間，否則眞實動作的療效可能打折。

因爲這是舞蹈動作治療的一部分，若能請教舞蹈動作治療專家，和他們一起合作，效果會更好。舞蹈動作治療是迄今最有趣、效果最佳的身心療法之一。治療師不會教你舞步，但會引導你，幫助你卸下障礙，讓身體自然且自由地舞動。一旦身體自由了，所有肌肉開始回歸原點，情緒與心靈狀態也跟著修復。之前揮之不去的掛慮不見了。你覺得自己彷彿重新充飽了電，非常開心，想法也變得正面與積極。

這是治療不少身、心、靈問題的有效方式，有助於因應壓力、焦慮、恐懼、消沉、沮喪，乃至更嚴重的心理疾病。眞實動作也能幫助眾人面對生理疾病，包括糖尿病、癌症、自閉症、失智、阿茲海默症等。在亞洲，這類治療師並不多見，所幸「台灣舞蹈治療研究協會」成立，而且人數漸增（相關詳情，請聯繫台灣舞蹈治療研究協會〔Taiwan Dance Therapy Association〕，Email：tdta.tdta@gmail.com）。

與運動爲伍

讓小學生愛上運動

每隔一段時間就站起來，手舞足蹈讓身體與肌肉回歸原點，這對多數人而言並不困難。但光是這兩點還不夠，必須輔以運動。可惜，若干人視運動爲畏途，主要是因爲學校體制以及體育課老師教學不佳之故。不管做什麼運動，一開始都要慢慢來，一步步訓練並強化肌肉與韌帶，以免受傷。同時，也別忘了伸展，才能保持身體的彈性與柔軟度。這些都需要時間與知識。如果做對了，運動有趣又好玩，讓你有好心情，吸引你一輩子與運動爲伍。

只有屈指可數的小孩有機會接觸這類訓練，多數小孩僅在學校的體育課活動，通常由一位老師指導慢跑、跳躍、短跑或其他運動。除非小孩是天生的運動好手，或是課後有運動習慣，否則學校體育課對小孩的體能是一大衝擊。不僅要和其他同學比較優劣，而且表現不好的話，常被同儕取笑，自信心備受打擊。他們未受訓練的身體疼疼不已，因此害怕上體育課，最後對運動心存恐懼。這是多數小孩可悲的遭遇，自此討厭運動。

我建議學校的體育課一開始就加強學生體能，透過簡單的無器械自重訓練、舉重等，改善學生對自我的看法、糾正不當的姿勢、建立他們的信心等等。小孩一旦學會伸展，可一輩子維持柔軟度與健康的身體！唯有訓練肌耐力及身體的柔軟度之後，才可讓他們投入各種運動，瞭解運動的精神是自我提升及養生，而非競爭或玩樂。這麼一來，學童會慢慢愛上運動，讓運動成爲一輩子的習慣。這是大多數武術的授課方式，我納悶，何以學童不能用同樣的方式上體育課？

找到最愛的全身運動

影響所及，多數人長大後不運動，也不懂運動的意義。其實很多醫師也不懂，因而告訴病患只要走路就算運動，這是大錯特錯的說法。走路只能加強心肺功能，讓雙腿稍稍有力，但對身體其他部位的肌肉幾乎毫無作用。我的一位健身老師史蒂夫．寇特（Steve Cotter）是一流的武術專家與壺鈴教練，有次上課，一名同學問他走路是不錯的運動嗎？他忍不住笑答，走路不算運動，走路只是移動的方式之一。

對一些從不運動、罹患心臟病等其他重病或過胖的人來說，走路是不錯的選項，此外，也是不錯的暖身操。

什麼是最佳的全身運動（total body exercise）？首先，我要正名換字，捨棄「運動」（exercise）一詞，以「訓練」取而代之。身體要訓練，才能保持健康與活力。什麼樣的訓練可保持健康與青春？只要身體訓練後能完成功能性的動作，諸如舉、搬、用雙手將身體撐離地板、跳到最高點、從躺姿變成站姿再回到躺姿、躺下時雙腿離地、雙手舉啞鈴（或空手）蹲下再站起、快跑、快走、勁舞（而非只是舞動雙臂）、將某個體位維持一段時間以便伸展脊椎等。這下你應該瞭解，這些都是必要而身體能負荷的動作。受過一陣子訓練後，有益健康的訓練應該讓你用到全身七成以上的力道（有時甚至百分之百）。若未接受這類訓練，一旦上了年紀將無法保持肌肉質量，也無法讓健康維持在最佳狀態。

實際上，游泳、短跑、上坡跑步、瑜伽、皮拉提斯、武術、拳擊、摔角、體操、重量訓練、跑酷（parkour）、無器械自重訓練、壺鈴、舞蹈等，都是訓練肌肉質量的不錯運動。你可以從中選擇最愛的一、兩項，樂得和它們一輩子爲伍，並且難以想像生活中少了它們。

不過無需任何器材輔助的訓練才是最佳首選，這樣一來，不用到健身房，甚至不用出門，就可二十四小時隨時隨地鍛鍊身體，保持健康、年輕、柔軟的筋骨。這下子，你就找不到不運動的藉口了。

唯有短跑與自重訓練符合上述條件，而兩者又稱徒手訓練（calisthenics）。徒手訓練包括伏地挺身、蹲馬步、跳高、仰臥起坐、橋式、倒立等。一開始只要會四種即可：伏地挺身、蹲馬步、仰臥起坐及抬腿。

一開始每週兩次，每個動作做十下。若覺得過於輕鬆簡單，可增加次數，直到每個動作能重複做二十下。二十下做完，肌肉不感到任何痠痛，可增加爲兩組，每組二十下，中間最多可休息一分鐘。兩組之後，覺得尚能輕鬆應付，增加爲三組，每組一樣是二十下。肌肉結實有力後，可縮短每組之間的休息時間，或是拉長每一個動作的靜態停留時間，也可讓動作多些變化。網路有非常多關於自重訓練的免費影片與資訊可供參考。我非常推薦大家找專精這個領域、也擅長重量訓練的個人教練（不只是精通健美操或減重而已）。

經常維持全身運動有助於「復原」肌肉，因爲每個動作都在幫肌肉伸展，所以這種運動又名動態伸展。伸展能讓你熟悉自己的身體狀況。若某個部位開始緊繃，你會立刻察覺，並透過動作助其放鬆。這可以降低肌肉纖維化，否則纖維化久了，會導致之前我們提過的其他毛病。

運動後伸展的重要

開始加強肌力的重量訓練後，學習伸展也同樣重要。儘管運動可幫助伸展肌肉，但身體愈來愈結實之後，光是運動還不夠。觀察貓狗，我們會發現，牠們不停地伸展肌肉。加強肌力的重量訓練結束後，伸展能讓肌肉保持健康，讓筋骨更有彈性，整個人也會跟著放鬆、保持年輕。若突然跌倒或發生車禍，比較不容易受重傷。也有研究證實，伸展能促進新陳代謝，有助於減重。

伸展的重點是讓身體保持一個姿勢一段時間，讓肌肉完全伸展。本書舉了幾個例子，都是常見的肌肉痠痛與傷害。若要正確伸展，必須瞭解其原理。要知道每次肌肉開始伸展，會自動出現伸展反射（stretch reflex），阻止肌肉過度伸展而拉傷。

因此伸展時，必須等待伸展反射不再釋出收縮訊息，而這需時約二十秒。伸展肌肉時，一個姿勢停留的時間愈長愈好，通常肌肉會有些痠，但不至於會痛，這是正常現象。若一點也不痠，表示肌肉根本沒有伸展。

伸展時務必配合呼吸。你必須控制呼吸，讓呼吸慢而勻，但絕不能憋氣。上述提及的吐納方式對伸展非常有用。維持某個姿勢一段時間，保持平穩的呼吸，穩穩地對肌肉施壓，直到伸展反射消失。這時肌肉的痠麻感會下降，就可再增加對肌肉的壓力，感覺肌肉被拉長，維持這個狀態二十至六十秒。這類伸展稱爲靜態伸展，若伸展時間過長（九十秒是上限），肌肉可能拉傷。爲了安全起見，伸展時間勿超過六十秒。

還有諸多其他伸展，較靜態伸展更快速、更有效，但旁邊最好有私人教練指導、協助，因爲這些動作比靜態伸展難學，也較易受傷。

許多人認爲瑜伽是伸展運動，其實不然。瑜伽是重量訓練，有助於拉長身體線條，

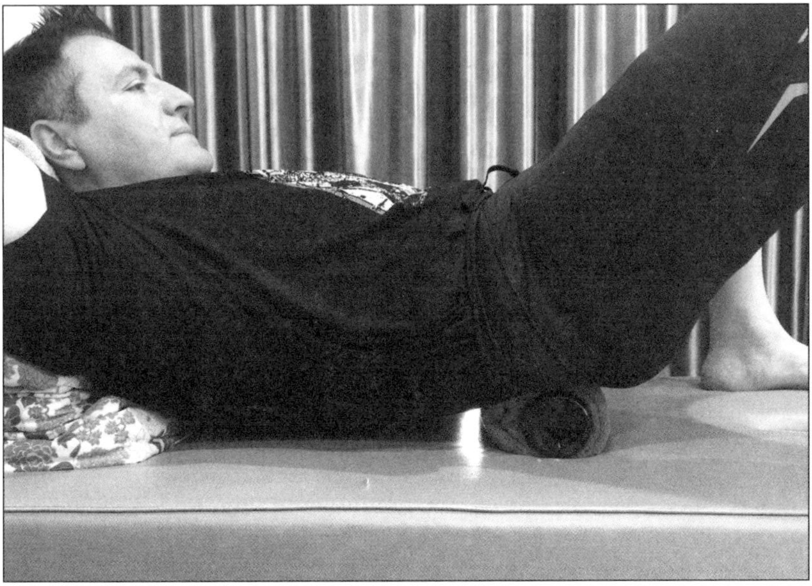

下背部伸展姿勢。躺下來，拿一條毛巾將紅酒瓶捲成桶狀，墊在上臀部，臀部被往上推，下背部就能好好伸展。

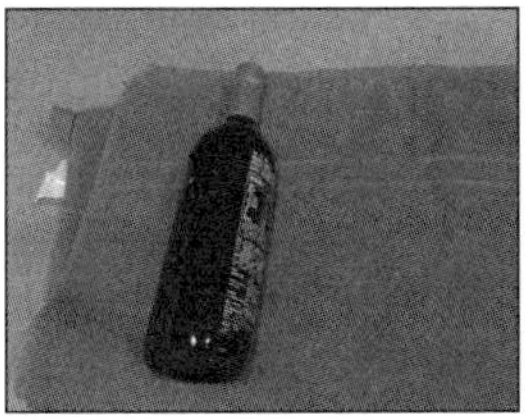

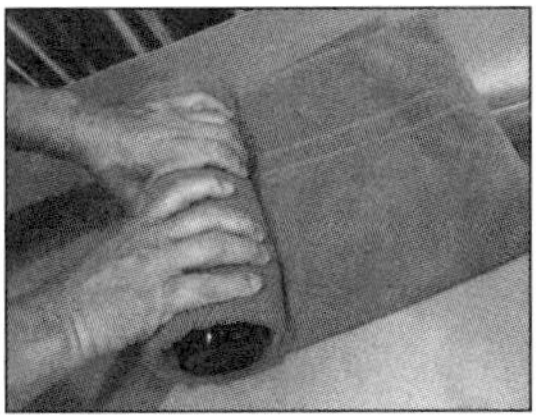

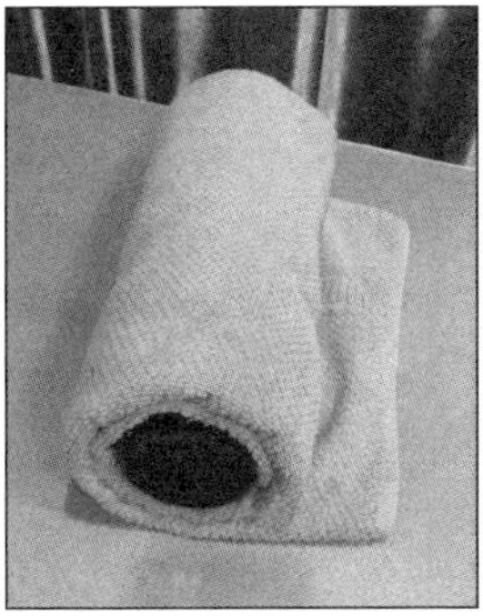

利用毛巾包裹酒瓶，捲成桶狀，即成為好用的伸展輔具。

改善體態。它是很棒的全身運動，但做完瑜伽，仍需伸展，最需要伸展的部位是雙手與前臂肌肉、肩頸肌肉、下背部肌肉。許多因瑜伽而出現的運動傷害，都是因爲這些部位的肌肉失去了彈性與柔軟度。

伸展與拉筋不容易自己一個人單打獨鬥，所以多數人根本就不做。爲此，我開了一門伸展課，讓學員兩人一組互相幫忙。總之，一個人做伸展既困難又無趣，若有人在旁幫忙，可輕鬆省事不少。

身爲整脊師，我發現許多病患有椎間盤突出、下背痛、頸僵硬、肩膀緊繃等毛病，他們嘗試各種療法，卻不見改善。其實問題的肇因是肌肉纖維化，導致肌肉縮短，關節受到嚴重壓迫。

這些毛病靠熱敷、按摩、電療、推拿等，效果非常有限；唯有在肌肉或關節受傷但尚未纖維化之前，這些療法才能發揮功效。若多年過去，肌肉已經纖維化，必須用更劇烈的方式才有辦法改善。

我用的方式叫「施壓伸展」（compression stretching），抓著某部位，朝一個固定方向使力地拉，讓肌肉得到延展，縮短的纖維被拉長，肌肉不會再攣縮回去，便恢復原有的長度與柔軟度。這種療法對我非常吃力辛苦，但效果驚人。我將這個方法應用於希臘奧運選手身上，結果他們在六個月之內刷新了十六項紀錄，包括田徑比賽、馬拉松、舉

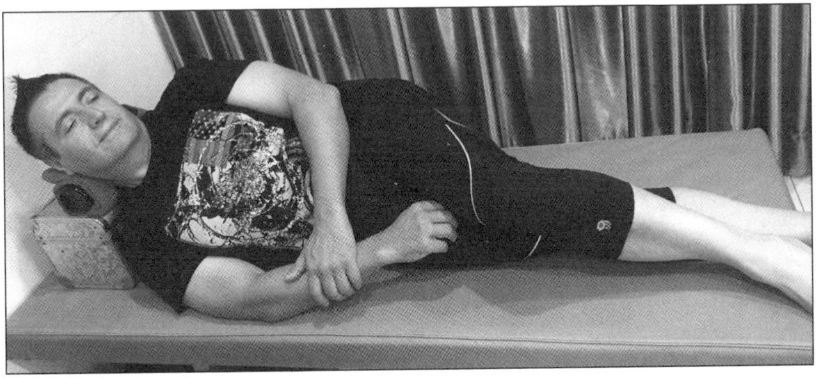

讓頸椎伸展的姿勢。（全身圖）

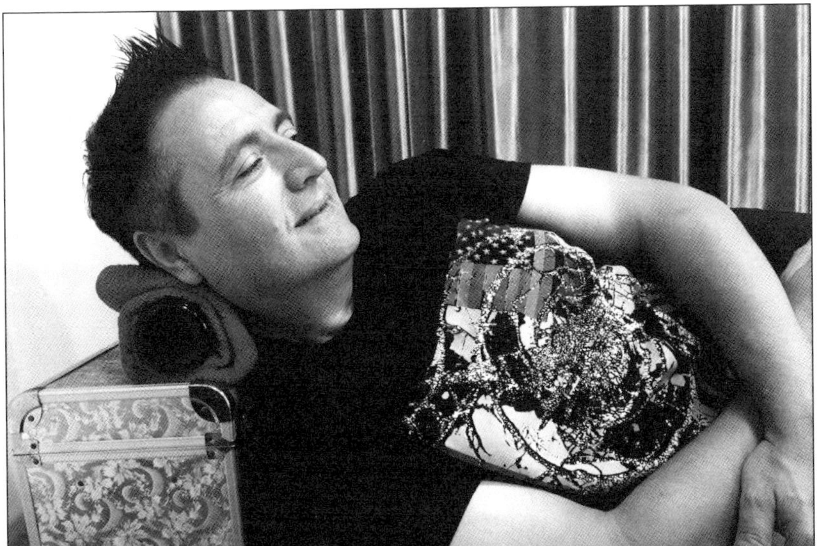

將包了毛巾的酒瓶墊在頸椎下方，以利伸展。（局部圖）

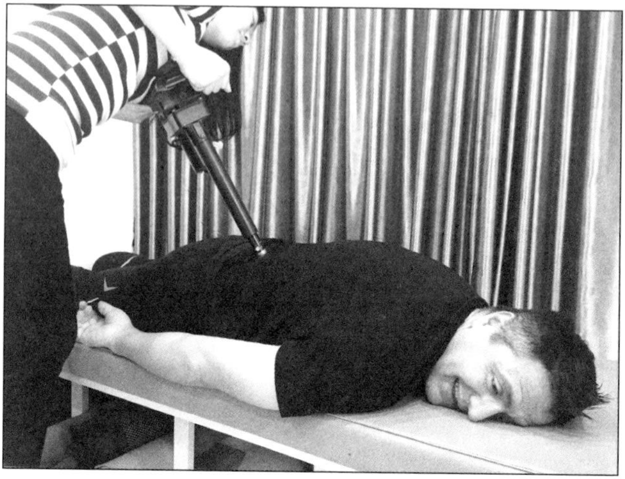

施壓伸展療法。

重、游泳等項目。可想而知，這些傲人的成績令我忙翻了！

這個方法也治癒了許多飽受椎間盤突出之苦的病患，通常一、兩個月就能見效。此外，對於膝蓋疼痛、顎骨毛病、肩膀僵硬（肩關節痛）、脊柱側凸、肌肉痙攣與拉傷、各種肌肉關節毛病，施壓伸展也有不錯的效果。使力拉開病患緊繃的肌肉時，往往可聽到纖維啪的斷裂聲，這些聲音真的很嚇人，彷彿真有東西斷裂，也好像舊傷未癒又添新傷。不過病患絲毫不覺得痛，還能快速且永久地恢復柔軟度與彈性。

第三章　健康金三角的直邊：飲食

「獨自吃飯的人，是和撒旦吃飯；與另一人吃飯的人，是和暴君吃飯；與另兩人吃飯的人，是和先知吃飯。」

飲食事關重大

血糖不穩才會發炎

什麼是有益健康的最佳飲食？這個問題最好的回答是，能夠提供人體需要的營養素，而且能減少身體發炎或使發炎反應降至最低的飲食。我們的飲食中有數百種、甚至數千種毒素，會導致身體組織發炎。這些毒素包括高溫烹調產生的副產品、調味料、農藥和細菌等。因此，抑制發炎相當重要。

造成身體發炎的另一個來源，是過敏和食物敏感。每個人都會對一些東西敏感，可是很少人確切知道他們應該對哪些食物忌口。在亞洲地區，這是一個大問題，因爲大約有八九％的華人對乳製品過敏。在亞洲，大多數烘焙產品都是乳製品，早餐吃三明治或麵包，喝奶茶、拿鐵和卡布奇諾，冰淇淋也很普遍。這意味著幾乎每個人都因爲飲食讓身體過敏，使發炎更厲害。

這些誘發身體發炎的食物，是飲食導致發炎反應的重要原因，卻不是元凶。禍首其實是血糖不穩定。

要瞭解箇中原因，我舉個例子。你肚子餓，決定喝含糖飲料，譬如一罐可樂。一罐三百五十五毫升的可樂含三十九公克的糖。這個數字對你可能沒有意義，不如這麼說吧，大多數糖包含四公克左右的糖。一罐可樂差不多放了十包糖。可樂裡的糖還包括高果糖玉米糖漿、果糖或葡萄糖，進入血液的速度比蔗糖更快，所以要達到和糖包相同的甜度，約需十八個糖包的分量。

喝下可樂之後，這些糖立即被消化吸收，進入血液中，血糖快速上升。血糖上升，促使身體分泌胰島素。胰島素的作用是幫助血糖進入細胞，提供細胞正常運作所需的能量。如果有多餘的糖，胰島素會將血糖轉化成脂肪，儲存在脂肪細胞內。這麼一來，就造成了發炎。

發炎的連鎖反應

脂肪細胞分泌細胞激素（cytokine），是發炎過程的一部分，細胞激素分泌愈多，發炎愈嚴重。細胞激素的另一個壞處，是使細胞對胰島素不產生反應，造成所謂的「胰島素阻抗」（insulin resistance）。胰島素阻抗發生後，身體需要更多的胰島素，吸收血糖作爲細胞存活的能量來源。而刺激分泌更多的胰島素，使得胰臟負擔加重，發炎情況益發惡化。這也造成瘦素（leptin）阻抗，瘦素是與代謝和食欲控制有關的荷爾蒙。人體對瘦素產生阻抗作用，吃東西便不易覺得飽，進而發胖。

對瘦素的阻抗愈強，食欲愈大，這時大腦卻無法獲得飽足感，感覺自己還是很餓。這會讓你不停地吃，也讓你的身體代謝變慢。代謝差讓你懶洋洋不想動，體重跟著增加。吃的食物增多，身體就需要分泌更多的胰島素，使得發炎更加惡化；因爲對胰島素產生阻抗，需要超出正常量的胰島素，所以發炎物質濃度容易升得更高。結果脂肪大量增加，發炎物質濃度飆得超高，進而導致更嚴重的瘦素阻抗，形成惡性循環。

體脂肪可分成兩種。一種是分布在內臟周圍的內臟脂肪，另一種是腹腔外的皮下脂肪。腰部兩側捏得到的贅肉或嬰兒肥，都是皮下脂肪，其實是健康的脂肪。先前有研究指出，皮下脂肪厚的人比較長壽。腹腔內的脂肪則是不好的脂肪，堆積過多會使身體發炎、分泌雌激素和其他荷爾蒙，打亂體內的荷爾蒙平衡。這種內臟脂肪會讓胰島素分泌過多、產生胰島素阻抗和瘦素阻抗。

囤積在人體核心、內臟周圍的脂肪，從外觀是看不見的，外表看到的是肚子大小或腰圍的粗細。如果挺了個大肚子，事情就嚴重了。這表示發炎物質濃度偏高，壞的膽固醇也超出正常值。通常有鮪魚肚的人罹患心臟病的風險高，或者已經有心臟問題。

糖分攝取過多的危機

血糖問題造成的相關疾病，耗費美國等西方國家七五%的醫療成本，影響所及超過三四%的美國人口。這類疾病的名稱各有不同，包括代謝症候群、X症候群、胰島素阻抗症候群等。糖尿病、高血壓、脂質異常、心血管疾病、非酒精性脂肪肝、多囊性卵巢症候群、癌症和失智症，都算在內。

健康出問題也受身體和心靈的因素影響，不過誘發上述疾病的元凶還是血糖控制和胰島素。如果血糖控制得宜，不要分泌那麼多的胰島素，這些問題泰半能夠避免。控制胰島素分泌，通常要限制果糖攝取。水果含的果糖較少，蔗糖和高果糖玉米糖漿含的果糖較多。

飲食中果糖使用量增加的國家，代謝症候群相關疾病的發生率也最高，這包括習慣攝取含蔗糖、果糖或高果糖玉米糖漿的飲料或食物的國家。所有的加工食品，包括點心、飲料、肉品、香腸、沙拉醬、優格和牛奶飲品、番茄醬、麵包，幾乎每樣東西都添加了糖。如果你拿起任一樣加工食品查看成分標示，會發現不含糖的少之又少。加糖是爲了增添食品或飲料的風味或賣相。糖使食物產生褐變反應，讓燒肉或餅乾呈現漂亮的顏色，所以在食品業幾乎處處可見。

只要對糖忌口，就可以控制血糖，這聽起來很簡單，其實沒那麼容易做到。即使你不食用含糖飲料、甜點、水果和其他甜食，仍有五〇%的糖暗藏在加工食品或餐廳料理中。要完全避開糖，必須費一番工夫，當你吃不到糖時，又會覺得難受，因爲糖是世上最容易令人上癮的物質。除非採取正確步驟，防範在戒糖之後糖癮再犯，不然很快就會破功。

限制果糖攝取的第一步，是忌食任何甜飲或甜食，如蛋糕、餅乾和冰淇淋等。下一步是查看入口所有食物的成分標示，確定沒有添加蔗糖、果糖或高果糖玉米糖漿。當然這也沒那麼容易做到，因爲糖的名稱變化超過五十六個，必須做一些研究。譬如，糖可以化身爲濃縮甘蔗汁（evaporated cane juice）、佛羅里達水晶（Florida Crystals，編按：美國糖品廠商）、大麥芽（barley malt）、焦糖（caramel）、右旋糖（dextrose）、葡萄糖（glucose）、蜂蜜（honey）、糖蜜（molasses），以及甘露醇（mannitol）等。

飲食一旦禁糖，你會發現自己容易餓，可能感覺雙手顫抖和不舒服，身體虛弱，情緒起伏很大。也會覺得心跳停了一下或突然加快。這些都是胰島素阻抗的症狀。

你應該吃的食物類型

吃在地食物

飲食中戒除所有形式的糖，是降低身體發炎最重要的步驟。問題是，戒糖後你應該吃什麼？數年前，美國聖地牙哥動物園想要向中國借貓熊展出，遭到中方拒絕，因爲貓熊只吃竹子。爲了引進貓熊，當地幾位農民有組織地栽種竹子，保證足夠供貓熊享用。待這件事情搞定後，貓熊才送到美國。

想一想，每種動物都依其先天基因而有獨特的飲食。最適合的飲食就是動物原始生活環境的食物。這個理論也適用於人類。在歷史的長河中，尤其是空中旅行爲人類帶來便利之前，大多數人一輩子都在出生的地區生活。這讓他們的身體適應當地的環境和食物來源，以至於吃本土的食物即可維持健康。

獵人大啖肉類或攝取富含蛋白質的飲食，輕鬆擁有強健的體魄。農民以澱粉類食物爲主食，也是精力充沛。住在海邊的人吃海鮮，是最健康的。各個族群攝取身邊最易取得的食物，配合得恰到好處。

最近一百年來，則出現根本的改變。由於大規模移民、空中旅行、文化交流，以及異族通婚等原因，人們現在所處的社會是個民族大熔爐。本土餐廳逐漸被速食連鎖店取代。結果，因爲吃錯食物產生健康問題的案例層出不窮，包括食物過敏和食物敏感，像亞洲很多人就對乳製品過敏。

找到自己的理想飲食

更糟糕的是，很少人知道他們的理想飲食是什麼，因爲他們不知道自己的祖先吃哪些食物。舉例來說，時下希臘人普遍以小麥麵包和馬鈴薯爲主食，可是這不是古希臘人的飲食。古希臘人吃大麥麵包和豌豆。我向現代的希臘人提到此事時，很少人知道有這麼一回事，也不願意回歸古希臘人的原始飲食。

對於生活在祖居地的人，譬如現在仍住在中國鄉下的中國人，沒有什麼大問題，因爲他們的飲食習慣沒有太大改變。他們每天還是吃米飯、蔬菜和肉類，一如既往。不過如果中國人移居西方國家，開始吃許多小麥和乳製品等現代食物，他們的健康和體重容易失控。可是，只要回歸自然、原始的飲食，就能快速減緩發炎反應，讓身材苗條，變得更健康。【註】

講到中國，莫忘了中國是泱泱大國。要更精確調整華人的飲食，需要追本溯源，瞭解華人的祖先源自何方。在中國，北方人主要吃小米、甘薯和其他塊根，而南方人以米食爲主。上海和山東等沿海居民吃海鮮多於肉類，而內陸城市的人多吃肉。如果你的祖先維持特定的飲食習慣數千年，而你也吃那樣的食物，可長保身體健康的基因。如果你想擁有最佳的健康飲食，只需依循數百年前或數千年前老祖宗的飲食方式。

眾所周知，日本人是世界上最長壽、最健康的民族。有人說，這是因爲他們擁有優良的基因；另一派則歸功於他們的飲食，喜歡吃生魚片、喝綠茶。不過想一想還有另一項重要因素。日本人的飲食習慣數百年來，也許數千年未曾改變過。日本人甚至立法控管兒童在學校的飲食，包括母親準備的午餐便當菜色；日本兒童必須吃傳統日式食物，包括米飯、魚類和海藻！

由於日本人堅持吃適合身體的食物，難怪健康長壽。值得一提的是，傳統日式食物幾乎沒有果糖。一如前述，果糖是引起發炎的重要來源，必須忌口。

令人遺憾的是，英、美等西方國家和其他國家人民的飲食，在過去三十年來徹底地

註：傳統的華人烹調不加味精、雞粉或其他商業調味料。華人烹飪只用豬油，而豬油是當今公認爆炒最好的食用油之一。現在的華人餐館大多數使用大豆油（沙拉油）等蔬菜油。蔬菜油遇到高溫會不穩定，容易產生致癌物質和其他毒素。如果天天吃，恐造成身體慢性發炎，免疫力下降。如果你要吃傳統中式料理，必須確認是採取傳統的烹飪方式！

改變，到了幾乎與數百年前先人的原始飲食迥然不同的地步。而今我們看到了結果：美國等已開發國家的肥胖和糖尿病發生率，以驚人的速度增加。截至二〇一三年，三十年來美國的肥胖人口從大約一〇％暴增至三四％，糖尿病人口也從一％增加到超過八％，而且是逐年增加。這些數字與身體發炎有關，由於發炎也是誘發癌症的原因，難怪癌症躍居美國主要死亡原因的第二名。

從體型判斷適合的飲食

如同我們先前討論的，西方飲食出現的重大改變，就是在飲食中加糖。要回歸傳統飲食，勢必得徹底減少糖的攝取。若聽從這項建議，必須瞭解祖先來自何方，而這可能有其難度。許多人是混血兒，父母來自世界上不同的地區。還有些人的祖先是游牧民族，居無定所。另外，有些人是被收養，無從得知父母身分，或是不知道祖父母與先人的來歷。

碰到這種情況，解決的方法就是從他們的體型判斷。體型分類有許多不同方法，沒有一種經過考證，可是最常被採用的是美國心理學家謝爾登（William Herbert Sheldon）的體型分類法。透過體型分類，可以找出最適合自己的食物。

謝爾登把人的體型分為三類，三種體型在各種族中所占的比例不同。

肥胖型（Endomorph）

・梨形身材
・圓臉
・肩與臀部都較寬
・腹部突出，軀幹的厚度大於寬度
・身體、上臂和大腿的脂肪多

大多數人屬於「肥胖型」。這是最古老的體型。人類開始農耕生活之前，人類的祖先多半屬於這一型。每個種族都有這種體型的人，不過常見於游牧民族，不依賴農業供給食物的採獵者。

這種體型的人最適合無澱粉無糖飲食。他們攝取肉類和油脂，長得結實健壯，可是吃下澱粉類食物會很快發胖，衍生各種健康問題。增加的贅肉遍布全身，包括四肢。

因此對這種體型的人來說，最理想的飲食是高脂高蛋白、適量蔬菜、少量或完全禁食澱粉類食物。這是愛斯基摩人和其他原住民維持健康的飲食方式。愛斯基摩人的飲食以海豹肉、鯨魚肉和鯨脂爲主，飽和脂肪就占了七五％。即使攝取這麼多脂肪，愛斯基摩人卻沒有心臟病、糖尿病或癌症病例。

我的一位病患，罹患嚴重氣喘長達二十年，必須每天使用哮喘噴劑。事實上，我們第一次見面兩小時，她就用了兩次噴劑。她的體型屬於典型的肥胖型。圓臉、梨形身材、體脂肪很多，軀幹的厚度大於寬度。我請她嘗試適合她體型的飲食。她以前一直吃麵包、麵、米飯和蔬菜，盡量不吃肉，認爲吃肉有害健康。總之，她欣然接受了我的建議，因爲她愛吃肉遠勝過其他食物。她隨即忌吃澱粉類，以脂肪和肉類爲主食，一週下來便減掉兩公斤的贅肉，氣喘症狀跟著消失。她告訴我，二十年來，她第一次不必使用吸入器。

瘦長型（Ectomorph）

- 標準模特兒與明星身材
- 額頭較高
- 下巴較尖
- 肩與臀部較窄
- 軀幹較瘦
- 手腳較細
- 肌肉與脂肪較少

隨著農業發明，這種體型的人變多。常見於中國、印度和其他以農業爲主的地區的農民。他們不易發胖，攝取相當多的澱粉類食物，身體健康。這種體型的人往往喜歡吃素食，從豆類和其他非動物來源攝取蛋白質，體力也很好。除非出現與血糖不穩相關的健康問題，如胰島素阻抗、糖尿病、癌症及心臟病等疾病，不然他們不需像肥胖型的人攝取那麼多脂肪。

體格均勻型（Mesomorph）

- 天生的運動員體格
- 頭型有稜有角
- 倒三角形的體型
- 手腳肌肉強壯
- 軀幹的厚度比寬度小
- 體脂肪比例較低

這是天生的運動員體格。歐洲部分地區、中東、非洲、俄羅斯和中國北部等經常處於戰亂的種族，比較常見到這種體型。他們幾乎什麼都吃，不過偏愛大量的動物蛋白質，攝取一些澱粉類，偶爾吃素。他們的主要問題是缺乏運動，脂肪容易堆積在身體中段，形成鮪魚肚，四肢相對較瘦。他們最佳的飲食是盡量少吃澱粉類食物、多攝取脂肪和蛋白質，最重要的是，多運動！

美國農業部「食物金字塔」的謬誤

採行配合體型的傳統飲食，通常有違營養師建議的飲食原則，因為大多數營養師遵照美國農業部頒布的「食物金字塔」飲食建議。食物金字塔圖表首度在一九九二年頒布，二○○五及二○一一年陸續更新。根據食物金字塔，澱粉類食物應該攝取最多，油脂類攝取愈少愈好。

最有趣的是，適一萬三千年前，農業出現之前，人類的飲食結構正好與美國農業部頒布的食物金字塔上下顛倒。古代原始人類的飲食金字塔中，澱粉類很少吃，而且只從可以摘取的漿果或蜂蜜攝取些許糖分。最重要的是，遠古時期，脂肪是飲食的主角。

美國農業部公布的三角形圖表顯示，脂肪應該是最少的熱量來源。此一飲食概念始於一九七○年代初，但許多醫師從一開始就反對美國農業部的食物金字塔，甚至阻撓其公布。可是美國農業部根據謬誤的研究，擔心高脂飲食會導致心臟病，執意公布。後來美國駭人的健康統計數據出爐，證明他們的飲食指南是錯的。

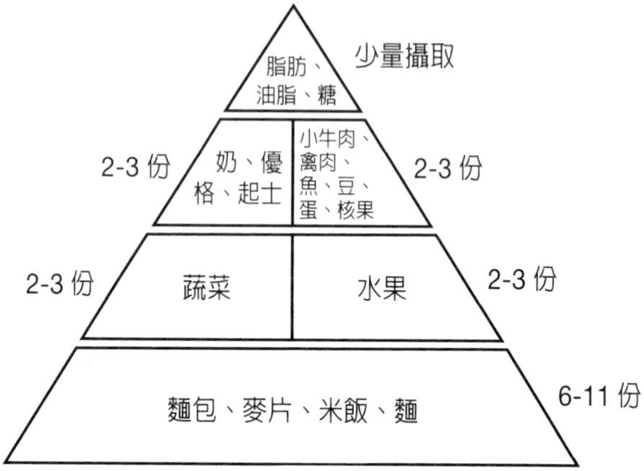

美國農業部「食物金字塔」飲食建議

美國農業部提出的飲食建議，使得世界大多數人至今仍認爲高脂飲食是造成高膽固醇的主因，可能因此得到心臟病，所以大多數人盡量不吃油脂。問題是，如果沒有攝取足夠的油脂，很容易餓，而吃澱粉類和糖，有助於增加飽足感。如同我們先前討論的，一旦這麼做，會讓血糖快速上升，反而容易導致胰島素阻抗、體重增加、糖尿病、癌症和其他疾病。

所以美國農業部食物金字塔的建議對健康有什麼好處？近年來肥胖和糖尿病發生率狂飆，現代食物金字塔對民眾的建議，明顯出了問題。

避免膽固醇過高，還要兼顧身心平衡

膽固醇過高不是一種健康的狀況，可是

飲食並非唯一原因。誘發高膽固醇的最大原因，是引起身體慢性發炎的某種來源，譬如，壓力大會讓膽固醇升高。血糖不穩定，膽固醇也會升高。吃太多過敏食物，膽固醇一樣會升高。甚至害怕做健康檢查的人，接受醫生體檢得到的膽固醇數值，可能比自我檢測時更高。

爲什麼發炎加劇時，膽固醇會升高？因爲膽固醇是抗發炎物質。體內發炎愈嚴重，愈需要膽固醇去對抗發炎造成的傷害，這言之成理。

要降低膽固醇，就必須減少發炎。要減少發炎，必須加強照顧心靈和身體，設法控制胰島素分泌。我們討論過，不僅需要限制各式各樣的糖，也需要控制加工處理過的澱粉攝取量，如白米和白麵粉。此外，盡量吃人體消化速度較慢和纖維較多的食物。蔬菜和高纖澱粉類食物都涵蓋在內，如甘薯（地瓜）、小米、花椰菜及芋頭等。再來，要選擇含有健康油脂的食物……這部分，容我稍後再討論。

少量的水果是可以接受的——縱使水果含有果糖和其他種類的糖。這是因爲這些糖分被纖維包圍，纖維可減緩水果中糖分的釋放速度。當然，如果把水果打成果汁，大多數纖維已經流失，喝果汁後血糖會很快上升，不是好事。對人體危害最大的是甜度最高的果汁，如柳橙汁。如果想吃柳橙，直接吃整顆柳橙，比喝柳橙汁更健康。對於追求健康而決定嘗試蔬果汁斷食的人而言，應該特別樂於知道喝果汁不如吃水果。

果菜汁斷食對健康好處多多，可是一定要用蔬菜汁。飲用甜的果汁來斷食，易使發炎惡化，斷食結束後，感覺會更糟糕。如果想要用斷食法幫身體排毒，我建議斷食期間喝綠色果汁，也就是蔬菜汁。

綠色果汁

綠色果汁食譜五花八門。以下是最基本的版本：同等分量的大黃瓜、芹菜和蘋果適量，加上少許苦瓜、薑以及你喜歡吃的其他蔬菜打成汁。再把這些蔬菜汁倒入果汁機，混合綠色葉菜，包括蘿蔓萵苣、捲心菜、蕃薯葉、巴西里、羅勒或任何可食用的綠葉植物攪拌。你也可以加一些椰子油或堅果，即可取代一餐。把這些打成汁，好好享受綠色果汁的風味和通體舒暢的感覺。

我們已經討論過，每日攝取的澱粉類食物，與你的體型及日常活動量多寡有關。肥胖型的人住在城市裡，日常生活除了走路之外，運動量不多，所以每天的醣類攝取量，包含水果，只需要占飲食總熱量的五％左右，瘦長型的人可增加至二〇％左右。體格均勻的人全天攝取的熱量，碳水化合物占一〇％就夠了。

肉類、魚類和蛋等蛋白質比較不易消化吸收，但人體需要蛋白質來維持運作，所以應該分三餐食用。每天蛋白質的攝取，與你的日常活動量和體型有關。肥胖型且過一般城市生活的人，每日從蛋白質獲得的熱量，建議占總熱量的三○%左右。瘦長型和體格均勻型的人，蛋白質每日提供約二○%的熱量，如果正在積極鍛鍊肌肉，比例可以大幅提高。

油脂也能控制發炎

油脂是人體最不易消化、也是控制發炎最重要的食物。消化燃燒速度最慢的是飽和油，如椰子油、奶油和動物性脂肪。燃燒第二慢、同時也是人體必需的是含 omega 6 脂肪酸的油，來源包括初榨冷壓橄欖油、葡萄籽油、大麻籽油等單元不飽和脂肪酸。體內燃燒最快的油是蔬菜油、堅果和一些從植物種子提煉的油。這類油品應該避免食用，因爲它們很容易變質。在這些油品裡面，你應該只吃富含 omega 3 脂肪酸的食用油，而且前提是這些油品妥當儲存，不受光線直射和高溫破壞，例如亞麻籽油、核桃油、紅紫蘇葉油和大麻籽油。

我的一個病患，女性，年近八旬，中過兩次風，正在服用降膽固醇藥物。即使她吃素，體內的膽固醇數值仍居高不下。我問她是否願意嘗試別的飲食方式，看看能不能改善。她欣然同意，因爲她很怕再度中風。

我建議她不要吃澱粉類食物、甜的飲料、食糖和水果，飲食換成奶油和橄欖油等脂肪爲主，她聽了之後很猶豫。「那樣不會使我的膽固醇飆升嗎？」她反問。我回答說不會，因爲這樣吃可以穩定她的血糖。她不斷詢問爲什麼她的醫生從未提過這件事，但既然以前的飲食方式無效，不如做一些新的嘗試。我建議她換成高脂飲食，停藥五天，再去檢查膽固醇數值。一週過後，她來到我的辦公室，雀躍不已。她的膽固醇已經恢復正常，體重也減輕了！

如果高脂飲食眞的會造成心臟病，爲什麼歐洲地區油脂攝取最多的法國人罹患心臟病的比例最低？人類母乳含有五四％的飽和脂肪，爲什麼嬰兒沒有心臟病？愛斯基摩人、非洲的馬賽人（Maasai）和倫迪爾人（Rendille），以及紐西蘭的原住民托克勞人（Tokelau）的傳統飲食中，飽和脂肪幾乎占了七〇％，爲什麼他們沒有得到心臟病？低脂飲食有助於預防心臟病的觀念，明顯有問題。結果很可能與預期的正好相反，低脂飲食讓你容易餓，所以會吃更多的澱粉類食物和糖，以獲得飽足感，反而增加罹患心臟病的風險。

omega 3和omega 6比例不宜失衡

人類實際上需要兩種油脂，來提供人體完整的營養需求，維持生命機能，也就是

omega 3 和 omega 6。Omega 3 的食物來源有蔬菜、生堅果（尤其是核桃）、生魚片、種子，如亞麻籽和大麻籽。Omega 6 在飲食中較爲常見，存在於橄欖油、葡萄籽油、酪梨和其他許多食物。

現代人大都嚴重缺乏 omega 3 油脂，因爲現代大部分的食物不含 omega 3，而且 omega 3 對溫度敏感。想從大自然的食物中獲得這種油脂，還必須大啖沙拉、海鮮和魚類，而且生食更好。

食用太多含 omega 6 的油如橄欖油，與 omega 3 的攝取比例失衡，其實會引起發炎，反而對人體有害。這讓以爲只要多吃橄欖油就能增進健康的人，大感震驚。學者研究希臘克里特島的飲食習慣，結果掀起地中海飲食風潮，橄欖油跟著一炮而紅。似乎很少人知道，地中海飲食包括許多生菜沙拉、魚類和海鮮，而這兩類食物含有豐富的 omega 3。換句話說，如果你想吃大量的橄欖油，就要採用希臘等地中海國家數千年來的飲食方式，搭配許多的沙拉，還有魚類、海鮮一起食用。

如果你不喜歡生菜沙拉，也不喜歡或吃不到魚類和海鮮，就需要補充 omega 3。你可以食用魚油、磷蝦油或別種深海魚油，不然吃含 omega 3 的種子油也行，如亞麻籽油、紅紫蘇葉油及大麻籽油等。

正如我先前說的，omega 3 和 omega 6 的攝取量應該平衡。愛斯基摩人和馬賽人等大多數傳統飲食中，omega 3 和 omega 6 的平衡比例是一比二。對照之下，現在大多數人的飲食中，omega 3 和 omega 6 的食用比例是一比十二至一比二十。omega 3 和 omega 6 比例失衡，會嚴重影響健康，因爲 omega 6 過量會造成發炎。人體每天需要 omega 6 約四千毫克，相當於特級初榨冷壓橄欖油兩茶匙。

omega 3 是超級抗發炎物質，身體無法自行製造，必須從食物中取得。成人一天 omega 6 的攝取量是四千毫克，那麼 omega 3 一天的攝取量應該是兩千毫克，相當於亞麻籽油一茶匙。

飲食中另一種重要脂肪是飽和脂肪，即使可以在體內製造，我們還是要補充含飽和脂肪的食物。如果飽和脂肪攝取太少，容易影響荷爾蒙分泌。採低飽和脂肪飲食，人體可能產生的症狀包括：

- 月經問題
- 情緒波動
- 掉髮
- 眼睛問題
- 體重問題
- 懷孕、流產問題
- 新陳代謝緩慢
- 男性生育問題
- 皮膚問題
- 乳房大小異常

・高膽固醇
・糖尿病
・癌症
・子宮肌瘤和卵巢囊腫
・發炎
・肌肉關節痛
・肌肉大小異常
・性欲下降
・睡眠品質不佳
・心臟病
・免疫系統問題

如果身體沒有足夠的飽和脂肪，製造荷爾蒙的原料不夠，容易造成荷爾蒙失調，導致上述症狀發生。椰子油堪稱是最好的飽和脂肪，比動物性脂肪乾淨得多，動物性脂肪經常含有殺蟲劑、荷爾蒙和其他毒素，因此吃椰子油成爲近來養生新趨勢。椰子油熱賣到嚴重缺貨，往往想買也買不到。研究已發現，椰子油可以有效促進荷爾蒙平衡、幫助改善睡眠品質、有助於治療失智症和帕金森氏症等疾病，好處多多。建議一天食用椰子油約兩茶匙或更多，如果沒有任何問題，可增加至一天八茶匙。

合併計算人體一天需要的油量，差不多相當於一茶匙亞麻籽油、兩茶匙特級初榨冷壓橄欖油，以及兩茶匙以上的椰子油或其他飽和脂肪，包括豬油和奶油等。瘦長型和體格均勻型的人需要的油量，等同已建議的分量。他們需要的熱量，約二〇％來自油脂。

肥胖型的人飲食中的油量需求高出許多，油脂比例應該介於三〇至六〇％之間。基本上，體型愈接近單純肥胖型的人，油脂需要量就愈高。

若要精確計算身體所需的澱粉、蛋白質及油脂的量，必須先使用膳食計算器，算出每天所需熱量，再估算每一類食物應該提供多少熱量。網路上有數百個網站提供這類計算工具，供人免費使用。也可以利用身高、體重和身體質量指數（ＢＭＩ）的圖表或其他方法計算。

肥胖型的人日常飲食需要的油脂比例，看似攝取很多油。可是傳統的中國飲食，天天吃豬油拌飯、高脂肪的內臟和肥肉；相較之下，肥胖型的人吃得其實不算油。傳統中國菜多油，讓吃的人不容易餓，還能保持身材。依循傳統中國飲食的中國人，得到心臟病、癌症、失智症和帕金森氏症的案例，幾乎聞所未聞。

吃油要吃出健康，幫助體內減少發炎及維持荷爾蒙平衡，只需把建議的油品調和後淋在食物上。有一件事必須注意，雖然椰子油和其他飽和脂肪可以加熱，用於烹調，但特級初榨冷壓橄欖油和亞麻籽油必須在攝氏六十度以下食用。一旦溫度超過攝氏六十度，油中養分開始受到破壞，健康屬性也蕩然無存。

爲了胰島素阻抗而斷食

要檢測自己是否有胰島素阻抗問題，方法之一就是觀察自己有沒有出現下列任一症狀。尤其是少吃一餐的時候，會不會覺得疲倦、記性差、虛弱、不想動、有強烈飢餓感、手抖、易怒或喜怒無常。解決之道當然是調整飲食，不過透過健康飲食來維持健康，需要花些時間。如果你出現上述症狀，可採取較快速的處理方式，然後以健康的飲食方式來防止復發。

請執行下列斷食法：

晚餐無澱粉、無糖、無水果。餐桌上應該只有蛋白質，像是肉類、魚類或堅果，以及蔬菜。如果你是素食主義者，一定不能吃豆類，因爲豆類也含澱粉，只能選擇堅果和蔬菜（不能吃花生，因爲花生也是豆類）。

第二天，不能吃任何東西，或攝取任何熱量，直到與前一晚相同的晚餐時間才進食。如果第一天在晚上七點用餐，第二天同樣要等到晚上七點才吃東西，需要禁食二十四小時。

第二天的晚餐和第一天相同，只能吃蛋白質和蔬菜。晚餐過後，你可以去睡覺，隔天早上重回「間歇式斷食計畫」，也就是中午十二點前不進食。我確定，經過這次斷食，你會發現下次錯過早餐，也不會感到不適。

萬一你還是有一些症狀，可每個月重複一次此一斷食法，直到症狀不見爲止。對大多數人而言，一次就夠了，因爲他們依循的是健康飲食。如果你的飲食習慣沒那麼健康，可能要每個月斷食一次，直到症狀完全消除。

讓身體自然減重

減重和維持健康體重的最佳方式，不是節食。節食的人在成功減重後，不復胖的不到五%。眞正的解決辦法是透過飲食控制，讓身體自然維持健康的體重。如同先前所討論，也就是採取低發炎飲食。這是一種無糖飲食，尤其要排除甜食和甜飲中容易被人體吸收的果糖。同時，這也是低澱粉飲食，以蔬菜、脂肪及蛋白質爲主要食物來源。

我建議過許多病患採取這種飲食療法，也看到他們身上出現驚人的轉變。一些患者的癌症、心臟病、子宮肌瘤、巧克力囊腫、乳房腫瘤、掉髮、月經問題、不孕、潰瘍、自體免疫問題、背痛、皮疹和許多其他問題，竟然奇蹟似地痊癒。依照西方醫學的觀點，當中許多人根本不可能康復。每次患者打電話告訴我他們的症狀消失，我就高興得熱淚盈眶，直到現在我都還爲他們感到開心。

飲食療法的唯一問題是，必須有紀律地改變飲食。他們去餐廳必須自備食用油，這樣在享用不含加工澱粉或糖分的一頓飯之後，才會有飽足感。無論他們走到哪裡，油罐都不離身，讓每次吃下肚的食物慢慢被人體消化，進而控制體內的胰島素，使發炎降至最低。

許多人無法遵守紀律，維持這種飲食，主要原因是不喜歡淋在食物上的純油味道。亞麻籽油尤其難以下嚥，入口會在味蕾上殘留苦味。這使得我開始思考，並且在廚房裡實驗。

終於我想到一個點子。我找到辦法，控制在攝氏五十度烹煮、製作以上等油品爲基礎的風味醬，油中的 omega 3 和 omega 6 不會被破壞。這些醬汁美味滿分，我的患者可以輕鬆改變飲食。醬汁材料是先前提到的混合調油，而且我選用最高品質的特級冷壓初榨油。

這些油結合不同的蔬菜，做成各式口味的風味醬，全都超級可口鮮香，可加在餐廳煮好的食物中，或在家準備即時食品時使用。要做健康餐，只需任選喜愛的蔬菜洗淨，切段做成沙拉或煮熟，再淋上醬汁。也可以把醬汁或淋或拌入生魚片、湯、粥、白切肉、冷凍豌豆，和任何可以快速蒸煮的食物，在幾分鐘內做出健康餐。利用這個方法，我料理出十二道美味菜餚，供十四人享用。通常這樣一頓大餐，要花我四小時，如今前後花不到一小時就能上桌。我直言這是世界上烹調速度最快的健康味美料理之一。

這種全新的烹調方式，不需油炸、烘烤或燒烤，卻像經過高溫煎炸一樣，充滿濃郁香氣。這些醬料上市之後，我開了烹飪班，教授如何善用這些醬料，製作義大利、印度、希臘、日式及中式等各種料理。想要瞭解更多醬料產品訊息，請上我的個人官網drlenis.com.tw 查詢。

過敏和食物敏感

過敏成因

我們談到最健康的飲食方式，就是吃祖先吃的食物，除了吃同類型的食物，不同食物也要輪替著吃。古時候沒有冰箱，人們都吃當令食物。這表示，他們的飲食一年四季不斷變換。如今冷藏技術發達，食物保存良好，加上有效率的食物運輸系統，人類的飲食愈來愈侷限於某些食物。

你到任何一家超市，看到九九%的商品一年四季都在販售。去餐廳吃飯，看到的菜單大同小異。食物的選擇不外乎常見的牛肉、豬肉、海鮮、魚、小麥、馬鈴薯、米飯、乳製品、番茄和幾種蔬菜。各家餐廳的菜餚眞正不同之處，只有食物的風味及烹調方式。這導致同樣的食物一年到頭不停地進入你的身體。這種狀況在人類歷史上從未發生過，對人類健康產生的影響不容小覷。

各種食物、我們吃的所有東西，都含有微量毒素，甚至大多數人認爲完全沒有健康疑慮的蔬菜，都有自然生成的殺蟲劑，那是植物本身用來保護自己，好防禦寄生蟲和其他天敵侵犯。我們吃蔬菜，這些毒素跟著進入體內，免疫系統必須做出反應。如果一再食用相同的食物，會導致身體發炎，造成免疫系統沉重的負擔。如果食物輪替著吃，進入體內的每種毒素都減量，免疫系統也不會那麼累。

不斷吃相同的食物，使人體免疫系統對進入體內的特定毒素產生過度反應，以致引發對某種食物的過敏現象。一旦你吃下會引發過敏的東西，體內發炎會急遽升高，對健康造成嚴重危害。

急性及慢性過敏

過敏分急性和慢性兩種。急性過敏通常伴隨皮膚搔癢、呼吸困難、腹瀉、脹氣、鼻塞、打噴嚏、頭痛、情緒不穩及記憶力減退等過敏反應，不過急性過敏的比例非常少。

大多數人屬於慢性過敏。慢性過敏則不會迅速發生急性過敏的症狀，過敏反應通常延遲一天或遲幾天出現。症狀包括：慢性皮膚問題、肌肉痙攣、頭痛、肩膀痛、下背痛、膝蓋或其他末端關節疼痛、高血壓、血糖不穩定、情緒不穩、脾氣暴躁、記性變差、注意力不集中、憂鬱症，以及其他許多精神方面的問題，例如思覺失調症，還有免疫力下降，導致現有的健康問題惡化，或是誘發其他疾病。

許多人認爲自己不會對任何東西過敏。就他們沒有出現任何急性過敏的症狀來說，這麼說可能是對的，可是幾乎每個人都有慢性過敏的症狀。如果你早上起床時頭部疼痛，或突然覺得不對勁，很可能是過敏作祟。如果你感覺感冒了，也可能是過敏害的。過敏通常從你的免疫力下降的那一刻開始，原因可能是你又吃下會令你過敏的食物。

台灣人口以華人爲主，最常引發過敏的食物如下：

一、乳製品：八七％
二、雞蛋：八一％
三、小麥麩質：三五％
四、玉米：二〇％
五、芝麻：一五％
六、大豆：一四％
七、柳橙：一三％

八、黃瓜：一二％
九、蘑菇：一一％
十、大蒜：一〇％

本地大多數人一天的開始是吃麵包，而麵包裡面放了奶粉（亞洲烘焙食品常見的製作材料）、雞蛋，吃麵包又配上一杯牛奶或加奶的咖啡，因此可以理解爲什麼這麼多人生病。每天一大早就讓自己的免疫系統變弱，難怪癌症會蟬聯台灣十大死因榜首，平均每五分鐘就有一人罹癌。

找出自己的過敏原

沒有不會引發過敏的食物，事實上沒有不會引發過敏的物質。每個人都會對某些東西過敏。俗話說，一個人的毒藥，是另一個人的良藥，確實滿有道理的。

你可能對特定食物、食品添加劑、食物中的細菌或眞菌、食物中的酵母、殺蟲劑、荷爾蒙，或其他食物裡面添加的東西，或任何其他食物成分過敏。有些人對某些生食過敏，有些人則是只對某些煮熟的食物過敏。我甚至看過有人吃生的、水煮或蒸熟的食物沒事，可是同樣食物經過油炸或烘烤，就引發過敏反應。因爲溫度會使食物發生化學變化，不同的溫度產生不同的毒素，你可能對某種毒素過敏，對別種毒素則不會。

重點是，如果你原本沒事，可是吃了某樣東西之後，就覺得身體不舒服，不論只是感覺皮膚癢、肚子痛、腹瀉、頸背疼痛，或出現其他過敏症狀，你都必須回過頭檢視剛剛下肚的食物。這聽起來簡單，做起來並不容易。有時候過敏原很難判定。

我的一位病人，三十年來經常覺得胃部不適、胃痛、噁心、偶爾嘔吐，常拉肚子。他的口腔和嘴唇不時出現潰瘍，生殖器皰疹反覆發作。醫學檢查也查不出任何健康問題。服用胃藥讓他感覺更糟糕，他曾做過血液過敏檢驗，報告說他只對蛋過敏。這似乎無濟於事，因爲他不喜歡蛋的味道，根本不吃蛋。

我向他解釋，血液過敏檢測的準確度很有限。要追查他的過敏原，最好的方法是注意何時症狀惡化，然後回溯之前吃下了哪些東西。有一天，他在一家新疆餐廳大啖羊肉。那是中國西部的料理，孜然爲主要香料。他酷愛這個口味，可是飽餐之後，他覺得噁心、嘔吐，接著發了兩天高燒。他的朋友吃了都沒事，所以他懷疑這是某種過敏。他告訴我這件事。我建議他照我的第一本書《來自身體的聲音》教過的直覺檢測法，檢查他是否對孜然過敏。果不其然，他對孜然嚴重過敏。

他立刻改變飲食。停止食用孜然，這意味著許多食物都不能吃，包含加了中國五香的中式料理，以及印度、土耳其、中東、印尼、馬來西亞、墨西哥料理，任何一種咖哩及烤肉醬，一律忌口。除了做出這些改變，他還得在進食前，先聞聞食物的氣味，確定裡面沒有放孜孜然。

這並不容易做到，可是他嚴格奉行六天之後，他的健康問題全都不藥而癒。四年之後我再見到他，他不斷道謝，因爲他的胃痛、嘔吐和腹瀉症狀統統不見了，最神奇的是口腔潰瘍和皰疹也都沒再復發！

過敏原要三到六天才能排出

我的一個病人因髖關節疼痛，上門求診。我使用伸展運動和其他方法爲她治療。治療結束時，她的髖關節不痛了。可是幾天之後，疼痛再犯。這個模式反覆出現，經過四、五次治療，我告訴她，她的病痛一定和食物有關，因爲在治療後，她的肌肉其實已經恢復正常。後來我幫她檢測，發現她對柳橙過敏。

她愛喝柳橙汁，天天喝，要她從此不喝，談何容易。可是她身體力行，忌口六天後，髖關節疼痛消失。幾個月後，她打電話來預約治療時間。我立刻詢問：「妳又喝柳橙汁了！」她哈哈大笑，承認我說得沒錯！

我提到六天，是因爲要讓過敏原完全離開身體，要花些時間。即使忌口，過敏原還是會在血液裡殘留三至六天。明白這一點很重要，因爲如果你的飲食遠離過敏原六天，過敏症狀依舊存在，這表示你吃下其他引發過敏的食物卻不自知。切記，人可能對任何東西過敏，所以每樣東西都需要測試。

除了食物之外，環境中的花粉、黴菌、灰塵和寵物也可能是過敏原，你甚至可能對人過敏。我曾經看過一些女性，對她們的丈夫或婆婆過敏，或許她們的問題不只是過敏，我不用多說，你也懂吧！這聽來怪異，卻有真實的案例。每個人都有個人的氣味，還有身上的汗水、皮膚上的細菌種類、荷爾蒙及費洛蒙等形成的體味。你可能對其中一樣過敏，只有遠離讓你過敏的人，才能解決健康問題。有時必須搬到別處、睡不同房間，甚至逼不得已只好離婚。有時候，離婚有益健康！

輪替飲食法

如我所說，反覆吃相同食物是過敏的主要原因之一，解決辦法是善用輪替飲食法。基本上，這種飲食方式可讓你避免每天吃到同樣的食物。簡單的作法是每星期制定一次飲食計畫，輪流吃腸胃最難消化的蛋白質食物。

我所說的蛋白質食物，涵蓋所有的肉類、海鮮、魚類、豆類、堅果類、種子類、乳製品及小麥產品。理想的輪替飲食法是每七天只吃同一種蛋白質一次。你也可以在任何特定的日子吃兩種以上的蛋白質，只不過要等七天之後再吃同一種蛋白質食物。以下面的圖表爲參考範例：

週日	週一	週二	週三	週四	週五	週六
魚類或海鮮日	雞肉日	豆子（素食）日	小麥或穀類和乳品日	豬肉日	羊肉日	牛肉日

上面的圖表中，我選擇一星期的第一天週日爲魚類或海鮮日。你可以吃日本生魚片當早餐、烤魚加馬鈴薯當午餐，魚湯當晚餐。接著我選擇週一爲雞肉日。你可以吃雞粥當早餐，雞湯做午餐，烤雞加烤馬鈴薯當晚餐。

其他低蛋白飲食哪一天吃都可以，來源包括米飯、馬鈴薯、地瓜、南瓜和其他澱粉類（小麥等穀物除外）、蔬菜、水果及其他非蛋白質食物。

你可以每天吃兩種或更多的蛋白質。譬如，週四吃豬肉和蝦，週五吃羊肉和核桃，週六吃牛肉和葵瓜子等。

如果你吃素，你的蛋白質主要來源是豆類、堅果類和種子類，所以應該分別食用，譬如週日吃核桃，週一吃南瓜子，週二吃松子，週三吃黃豆製品，如豆腐。

只要一個星期內，你不再吃到任一種特定的蛋白質食物，你的身體就會很舒爽。如果一個星期只能吃某種食物一天，你會發現自己吃得更津津有味。

瞭解你的食物敏感性

輪替飲食法是維持健康的有力工具。只要突然覺得生病了，不管是突然頭疼、頸背痛、感冒，或是其他常見的毛病，輪替飲食法都是急救的妙方。避開日常生活常吃的食物，可以降低發炎，大約六天之後就能感覺到全身舒暢，因為大多數毒素排出體外需要六天的時間。輪替飲食法唯一的問題是：不能走到哪裡吃到哪裡，有諸多限制。

要吃得健康，更簡易的方法是找出你的敏感食物，盡量避開。要找出過敏原，最科學的方法是找醫師做這方面的檢測。現在可以做許多種血液檢測，可是檢測的結果未必準確。首先，檢測只涵蓋身體對一百種食物的過敏反應，而列入檢測的食物數量應該兩倍於此，包括所有的香料。其次，檢驗結果無法讓過敏原統統現形。這些檢驗是看你的抗體對什麼蛋白質起反應，這是典型的過敏反應。不過許多食物敏感症並不會產生抗體免疫反應。我看過許多病人檢測小麥、蛋和奶類等特定食物，檢驗報告顯示都沒問題，可是他們每次吃下這些食物，都會發生過敏反應。那些檢驗似乎未能發揮功效。

我的第一本書《來自身體的聲音》，傳授一種發現食物敏感症的方法，非常有用且易學。和自己的身體對話，並利用直覺，直接從身體得到資訊。你可以使用這種方法測試各式各樣的事物：你可能吃下肚的每一種食物和飲料、找出你何時應該上床睡覺，以及一天應該睡多久、在安全情況下，你一天可以工作幾小時、哪種運動對你最好，以及每週要做多少運動、每週需要多少性愛、你應該穿什麼顏色的衣服、寵物和別人如何影響你、你的工作如何影響你、你居住的房子和城市如何影響你，以及其他維持健康需要知道的事。

依我之見，這是獲取良好營養，並且增進健康最快速、最理想的工具。我在個人問診時使用這個方法，也在學術研討會時無私傳授。如果想要查出你對什麼東西過敏，我鼓勵你學習這套方法，因爲其他方法都比不上。

有關食物敏感性的不同理論

根據物理學，天地萬物皆有其特定的頻率，我們的身體十分敏感，可以感受到這些頻率。以音樂來說明就很容易體會。即使你不懂音律，憑直覺仍然能斷定一首曲子好不好聽、音符是否和諧。

有一派理論認爲，因爲人體和某個物質之間的頻率不和諧，所以對那個物質產生過敏反應。依此推論，如果我們有辦法改變物質的頻率，把不和諧回復成和諧，食物過敏症狀應該會跟著消失。

目前已知光的能量可以輕易被所有的原子吸收，這意味著光可以影響任何物質的頻率。依此概念，多年前我研發出一種機器，利用純頻率光（pure frequency light）實驗，是否能改變造成過敏或敏感的物質的頻率。神奇的是，眞的有效。舉例來說，如果有人對蝦過敏，吃蝦會出現皮膚起疹、氣喘等常見的過敏症狀，我就讓那個人拿著蝦子，用機器處理過後再吃。稍過片刻，他們吃下蝦子，並未出現過敏症狀。

有一次，我在一個展銷會場介紹這台機器。一位醫師走過來，問我這台機器的功能。他笑嘻嘻地對我說，不可能的，過敏不可能改變。他還說，這台機器很危險，因爲過敏可能危及生命。

我告訴他，我並不是改變過敏，我是改變頻率，可是他仍然不相信。於是我問他是否對任何東西過敏。他說他對羊毛過敏。如果穿了任何有羊毛的衣服，他的皮膚會立刻發癢起疹。我請他去找一件羊毛衫或羊毛外套，讓這台機器做試驗。他離開幾分鐘之後，帶了一件羊毛外套回來。

我處理這件羊毛外套後，讓他穿上，他一副緊張兮兮的模樣。一分鐘後沒事，兩分鐘、三分鐘過去，我問道：「嗯，你覺得身上會癢嗎？」他面無表情，回答說，過敏沒那麼快反應。我請他當天一直穿著這件外套，並讓我知道結果。他點頭答應，繼續參觀展場。兩小時後，他回來面帶微笑地說：「我實在難以置信，可是你眞的很神奇，我知道你動了手腳，可是不知道你做了什麼！」不用多說，他買下一台機器。

這部機器使用旋轉式的 LED 燈光，進行特殊的光療法，已經幫助美國和加拿大地區數以千計的人。不過當時許多人排斥光療法。我的父親和我做這門生意做得很辛苦，因爲只有親身試驗過的人才會掏腰包。數年後，我的父親退休，機器也跟著停產。直到現在，我自己仍一直使用庫存的機器，打算不久之後恢復生產。

確實聆聽來自身體的聲音

測試過敏、避免會引發過敏的食物，並且採行輪替飲食法，才能使身體發炎降至最低，進而維持健康。可是你未必確實知道吃下肚的食物成分，尤其是餐廳的食物或商業加工食品。餐廳不會告訴你桌上的料理使用什麼材料製作，因爲沒有法律要求揭露菜餚製作的方法，你根本不知道吃進什麼東西，而且你怎麼知道他們有沒有把蔬菜洗淨？食物有多新鮮？含多少防腐劑？用了哪些調味料？這些你往往不知道答案。

當我提到商業加工食品時，你可能會想到零食，例如餅乾或冷凍食物。確實，你不知道這些食品添加了什麼，可是你可能也不知道水果切片這麼簡單的東西含有什麼物質。舉個例子，有一次一個朋友送了一些切片鳳梨給我。水果很新鮮，放在塑膠袋內，可是我沒有時間吃，就把它放進冰箱。隔天早晨，我飢腸轆轆，而且我的早餐時間只能吃這些鳳梨果腹，所以我很開心地把鳳梨從冰箱取出，吃了幾片。

鳳梨吃起來很新鮮，一如預期的甜，因爲台灣水果果眞是出了名的甜。半小時過後，我從椅子起身，想要上廁所，突然膝蓋一陣劇痛，感覺像釘子插進兩個膝蓋，雙腿根本無法站直。

我的膝蓋從來沒出過狀況。一開始，我懷疑是前一天運動過量，弄傷了膝蓋。可是如果眞是這個原因，爲什麼先前不痛，直到現在才痛？膝蓋劇痛是在吃了鳳梨之後，才開始出現。

爲了舒緩疼痛，我運用能在地板上做的伸展技巧，藉由大腿伸展運動，消除膝關節的壓力（大腿的股四頭肌緊繃容易造成膝蓋痛）。幾分鐘後，疼痛減輕，我再次嘗試站立，可是我的腿一伸直，膝蓋馬上又痛起來。

我躺在地上，痛得不能動。我想也許我一個人的力量不夠，便要求我的助理幫助我使勁伸展。我眞的是痛苦難當，只能盡量調整呼吸放鬆。過了幾分鐘，我再次起身，九〇%的疼痛消失了。

然後，我開始回想可能造成膝痛的眞正原因。我曉得自己以前對鳳梨不會過敏，所以這次吃的鳳梨切片成分應該有點不同。於是我打電話給專攻食品科學的朋友，據他分析，有幾種可能。也許果農爲了讓鳳梨長得更大更甜，注射或使用了激素。也有可能是鳳梨片浸泡過一種含有大量防腐劑和其他化學物質的糖液，顯然這是台灣業者處理切片水果的普遍現象。

謝天謝地，當天我的腿就能伸直並且行走，但是我的膝蓋約五天後才完全恢復正常。如果我不知道如何治療自己，在膝痛當時就醫，接受一般的治療：服止痛藥、消炎藥，甚至照X光，這些都有副作用。沒有醫生會問你膝痛發生前吃了什麼，因此我很可能繼續吃鳳梨，永遠擺脫不了膝痛。膝痛讓人不良於行，進而衍生一連串肌肉和背部問題。

我康復後兩天，一名婦人上門求診，也有相同症狀。她體重過重，長期背部不適，現在連膝蓋也痛得厲害，她的問題像正常的退化。我開始進行診療，並隨口問她最近有沒有吃鳳梨？她兩眼睜得很大，說她吃很多。幾天前，一個朋友送了她一箱鳳梨，她怕鳳梨壞掉，所以拚命吃。我告訴她，立刻停止食用，觀察是不是鳳梨惹得禍。她聽從建議，六天後膝痛不藥而癒。

不管你自以爲多懂營養學，或者多瞭解自己的身體需求，你絕對不知道你到底把什麼吃下肚了。爲了保護自己，必須隨時留意身體變化，包括：突然的肌肉或關節疼痛（或兩者同時）、口腔或嘴唇內有傷口、鼻塞、突然咳嗽有痰、皮膚癢或起疹（或兩者同時）、脹氣、胃部不適、頭痛、突然心律不整、呼吸困難、腹瀉或便祕（或兩者同時）、記憶力減退、思維混亂、突然感覺悲傷、憤怒或情緒不穩等。毒素會攻擊身體的任何部位，所以如果覺得身體不對勁，腦海中浮現的第一個問題應該是，我之前吃了什麼？

最好養成習慣，注意每天一早身體的感覺。經過一夜好眠，身體應該沒有疼痛或不舒服。如果你覺得頭部疼痛、疲倦、虛弱、頭痛或其他不適，很可能是前一晚的飲食出問題。思索一下可能是什麼食物引起的，如果怎麼也想不出答案，只好不再光顧那家餐廳，或者不再重複那晚的食物。

如果每天早上都覺得不舒服，那表示體內發炎物質濃度太高，可能每天吃下太多毒素，需要檢查身體，找出哪些食物得避開。乳製品、蛋類和小麥產品，是引發大多數人過敏反應的凶手。除非你住在農場，有辦法自己生產奶、蛋等，不然這些也是加工最多的食品。如果身體發炎物質濃度偏高，抑或想讓發炎減至最低，我建議禁食這些食物，或者限制一個星期只吃一天。這樣可讓身體有很多時間把它們排出，將傷害減到最小。

請隨時留意自己的身體狀態。進食前、後有何不同？食物應該讓你精力充沛，而不是讓你覺得疲累。如果進食後，出現任何疼痛或上述症狀，以後就別再吃那樣食物，如果是外食族，就該換家餐廳。

有些不肖餐廳爲了確保食物的口感，在食物中添加許多化學物質。令人難過的是，其中不乏人氣爆表的名店。要找到品質高又健康的美食眞的不容易，因爲那要耗費更大的工夫和金錢。

飲食推薦

這一章如果沒提出一些飲食樣本供大家參考，就不算完整。可是因爲全世界食物的選擇包羅萬象，尤其在亞洲地區，飲食樣本幾乎不具意義。另一個必須解決的重要問題是食物敏感性。如果你食用會直接造成身體發炎的食物，絕對無法減少發炎。要瞭解你的食物敏感性，可嘗試上述建議，並找醫師檢測，抑或閱讀我的第一本書《來自身體的聲音》，學習如何自我測試。

針對無法測試其食物敏感性的人，下列的飲食可能有所幫助。關於食物敏感問題，那是我多年的經驗談。

生病表示身體發生急性問題，像是感冒、過敏，甚至更重大的病症，必須盡可能減少身體發炎。最快速的方法就是不要吃會造成胰島素快速上升的食物。想當然耳，就是加工澱粉類，包括白米和白麵粉類產品，麵包、烘焙產品和麵條都屬這一類。此外，也應該停止食用馬鈴薯、玉米、燕麥等穀類、甜果汁、甜的飲料。還要忌吃其他容易造成發炎的食物，包括含糖或高果糖玉米糖漿的食品、豆類和豆腐等豆製品，避開花生、堅果、芝麻、大豆油等加工過的油（非天然榨油），以及菇類、蛋類、乳製品、蝦、蛤蜊等貝類、蟹、龍蝦、肉類或香腸等任何肉製品。

除了菇類，可以任選其他種類的蔬菜，每餐應以蔬菜爲主。澱粉類食物只能吃未加工的澱粉，好比小米、山藥、藜麥、南瓜、青花菜、花椰菜、蒟蒻及蓮藕等。蛋白質類食物的攝取，則視身體狀況而定。如果你很不舒服，通常表示疼痛或危及生命，攝取的蛋白質來源應該僅限於種子，包括南瓜子、葵瓜子、亞麻子、豆芽、苜蓿芽、發芽的杏仁等堅果芽，以及螺旋藻等等，也可食用少量魚類（只要能確認魚的新鮮度）和烏賊。油類只能選擇初榨椰子油、特級冷壓初榨橄欖油、亞麻籽油或其他冷壓且未經商業加工的油。至於水果，少量不甜的水果，尤其像石榴、柿子和藍莓及覆盆子等漿果，淺嘗即止。草莓有很多農藥殘留，一定要挑有機的。前面提到的綠色果汁食譜，則是取代果汁的理想選擇。

隨著健康改善，根據對食物敏感的狀況，試著增加蛋白質來源，可以吃堅果類、增加海鮮的種類，但排除貝類，肉類則可補充羊肉、豬肉和雞肉（牛肉在身體處於健康狀態時食用較佳）。除非必要，或是食物敏感檢測過關，不然豆類、菇類、乳製品和蛋類應該盡量避免食用。

避開更多的毒素

要將飲食中的毒素降至最低，我們已經討論過輪替飲食法，與停止食用會引發過敏的食物。可是，有時採取這些步驟還不夠。須知，毒素也會從烹調的過程中產生。每一種食物的烹調溫度都有其限制，溫度太高就會產生毒素。好比澱粉類食物，如小麥、米飯、馬鈴薯等，烹調溫度最高攝氏一百二十度，超過攝氏一百二十度高溫，就會產生丙烯醯胺及數百種其他毒素。這些毒素不只會造成身體發炎，也會致癌。現代食物以高溫烹調的澱粉類占最大宗，包括麵包、餅乾、炸薯條、烤馬鈴薯、炒飯、炒麵、披薩、蘇打餅、甜甜圈、蛋糕、洋芋片、香脆零嘴及油炸食品等。

爲避免產生丙烯醯胺，只能把澱粉類食物的烹調溫度控制在攝氏一百二十度高溫的限制內。舉例來說，用水煮馬鈴薯代替油炸或烤馬鈴薯。攝氏一百二十度以下做出來的麵包也沒有丙烯醯胺。這包括「生」麵包，其實就是低溫脫水的麵包；蒸熟的麵包，中國人稱爲「饅頭」；低溫烘烤的無酵餅，則以希臘、中東地區、印度及墨西哥等地流行的皮塔餅爲代表。下次你逼不得已，只能吃有褐色外皮的麵包時，可以撕掉麵包皮，吃底下沒有變色的部分，也能避開丙烯醯胺。

用攝氏一百二十度以上的高溫烹調澱粉類食物，究竟會產生多少毒素？舉例來說，吃一根炸薯條，其中的毒素相當於抽一根香菸，這很容易記。換句話說，抽一包菸比吃滿滿一盤的炸薯條更安全，因爲一包菸的香菸比一盤炸薯條的數量少。當然香菸有尼古丁，也會使人上癮。可是我必須補充，炸得好吃的薯條，美味滿分，一樣會讓人上癮。幸好大多數餐廳做的炸薯條口感都不佳，讓人比較容易自我克制！

經過高溫烹調的肉類也是超毒的。肉類燒烤到焦黑時，產生的毒素是炸薯條或香菸的二十倍。下次你吃牛排或其他肉類，試著切除焦黑的部分。

肉類新鮮時生食最好，因爲蛋白質處於那樣的狀態最容易消化。像日本人常吃生魚片，而生牛肉在一些國家是一道珍饈。

次佳是盡可能以最低溫把肉煮熟，也就是攝氏一百度，約水煮沸的溫度。亞洲地區流行吃火鍋，還有涮涮鍋等不同名稱。作法是把肉切薄片，放進滾沸的湯中數秒，然後立即食用。

還有一種使用低溫長時間烹調肉類的健康作法，經常稱爲「慢烹飪」（slow cooking）。許多傳統民族用大葉子包住整隻豬或其他動物，再以熱石塊掩埋。生肉經過數小時慢慢燜熟，既營養又好吃，毒素含量也低。你可以仿效，把肉放進砂鍋裡低溫烘烤。在中式料理中，肉常切成薄片，快速翻炒，在毒素產生前就已經起鍋。

小心餐廳裡的湯

你在餐廳裡吃到最糟糕的食物是湯。因爲要做出天然的好湯，需要耗費許多時間和金錢。爲了省錢，餐廳使用味精、雞粉、鰹魚粉，以及許多其他化學物質調味，這樣不用花數小時熬煮，就能做出好喝的湯頭。這些添加物含有毒素，容易引發許多健康問題，包括頭痛、過敏、呼吸問題、頸部疼痛、背痛、心律不整、癌症等。如果你喜歡喝湯，唯一安全的作法就是自己動手做。

農藥殘留是餐廳食物的一大問題，因爲要把蔬果上的農藥洗淨沒那麼容易。最近我在香港的超市採購，注意到生鮮蔬菜區立了一塊告示牌，上面寫著：「要去除農藥，請在食用前將所有蔬菜浸泡在水中至少二十分鐘。」我從來沒有遇見或看過任何人，浸泡蔬菜那麼久的時間。

香港大部分的廚房空間十分狹小，如果不用浴缸浸泡蔬菜，根本不可能泡那麼久，而且很少公寓有浴缸。世界上也絕對沒有餐廳會在蔬菜烹煮之前，將蔬菜泡水二十分鐘！就算眞的泡清水二十分鐘，去除農藥殘留的作用也不大。也就是說，大家經常把農藥吃下肚。

幸好有方法可以避免吃下農藥。第一，盡可能挑選有機農產品和水果。第二，少吃餐廳的食物。第三，使用蔬菜皂或臭氧清洗機，盡量洗掉農藥。

我自己用過臭氧清洗機，洗淨效果最好。我把所有的蔬果放進一個大的金屬鍋，加水蓋過蔬果，再用臭氧機清洗至少三十分鐘。我發現，這樣處理之後，蔬果也變得更好吃。研究顯示，臭氧可以在三十分鐘內分解農藥和其他化學物質。

快樂指數與食物

討論過食物裡的毒素後，你可能開始覺得沮喪，因爲如果想要追求健康，所有你愛吃的東西，比如油炸食物、麵包等等都不能吃。嗯，這麼說未必正確。

切記，心靈和身體息息相關。這表示可以加強一方面，去克服另一方面的問題。換句話說，如果心情沮喪，或是承受的壓力太大，發炎物質濃度也會居高不下，這時就要採取行動，把發炎物質濃度降低。一如我們先前討論的，可以吃得健康、多睡一點、做運動等，幫助身體對抗壓力產生的副作用。可是如果很開心，比如說，興致高昂地去度假，或者和朋友一起慶功，體內發炎物質濃度是低的。這時候，人體的新陳代謝與免疫系統增強，因此吃下含有毒素的食物是可以接受的。我所謂的可以接受，指的是可以把體內毒素代謝掉，把不良影響降至最低。

有些醫師甚至試圖找出要多快樂，才能吃有毒食物而不致受害。有人估計，吃一盤炸薯條，必須連續大笑二十分鐘！那眞的不容易，不過吃半盤薯條，就只需大笑約十分鐘。無論如何，倘若和朋友玩得很高興，我確信可以大笑十分鐘！所以只要眞的快樂，或是利用健康金三角的其他因素來對抗發炎，依然能享受幾口愛吃的食物。

生活是用來享受的，因此理想的飲食應該要美味可口。許多人對健康的食物反感，因爲他們的經驗告訴他們，健康的食物等於難吃。這也許是他們的經驗談，但並不正確。健康食物難吃，有兩個可能原因。原因之一是廚師廚藝不佳。令人難過的是，很少大廚努力製作好吃的健康食物；另一個原因是預算太低，無法使用品質好的食材。這是可以理解的，因爲餐廳都在設法壓低食物成本。健康餐選用頂級食材的是異數，唯一的因應之道就是學習烹飪，親自下廚及選材。

第四章 健康金三角的斜邊：心靈

第一章我們複習了健康金三角，心靈的部分是這個三角形的斜邊，是三角形最長的一邊，所以對健康的影響最大。我們討論過，壓力特別會加重發炎和降低免疫力，所以顯而易見，愈能控制壓力，身體就愈健康。雖然壓力控制對健康很重要，其重要性卻不如心靈的力量。只要活得很快樂，體內的發炎程度就能獲得控制，免疫系統的力量也能發揮到極致。我說的快樂，是過你天生注定要過的生活：很期待每天早晨醒來，盼望此生無悔。

所有的人都想過著快樂的生活。唯一的障礙是不知道方法。要活得快樂，有什麼祕訣？世上有許多宗教都對這個問題提出了解答。印度教徒、佛教徒、穆斯林、猶太人，各有各的快樂之道，還有其他數以千計追求快樂的宗教途徑。

此外，有很多非宗教的快樂哲學，哲學家、靈媒及心理學家等各家的快樂學說林立。大多數書店的心理勵志區架上，陳列著林林總總的快樂祕方。這類著作多不勝數，你以為前人應該已經發現答案，可是令人訝異的是，世界各地每週仍有數以百計的新書推出。

既然有這麼多活出快樂的門道，這些方法有優劣之分嗎？這個問題可能難以回答，因為每個人都是獨特的個體。可是，認眞比較宗教或哲學的快樂之道，會發現有許多相似之處，譬如同情心，以及你與別人、甚至宇宙存在某種連結的觀念。

瞭解自己才會快樂

古希臘哲學家伊比鳩魯（Epicurus）歸結出快樂的三要素：

一、自由
二、友誼（愛）
三、自我人生分析

自由的重要性，毋須多做解釋。從古至今，人類就一直在爭取自由，希望能過自己想要的生活。誠如美國革命的一句名言：「不自由，毋寧死」，毫無疑問，自由是快樂重要的泉源。沒有自由，就形同奴隸，絕對無法發揮最大的潛能。下一章將會討論如何才能擁有我們需要的自由，進而達到眞正的快樂與健康。現在只要知道，自由不僅攸關快樂與健康，甚至可能是影響快樂與健康最重要的因素。

快樂需要有友誼或愛，這可想而知。人類活在群體中最快樂。我們彼此需要，這樣更能在這個世界生存下去。和所愛的人在一起，帶給我們的快樂，是孤單一人感覺不到的。建立良好的人際關係，需要同情心、謙卑、表達感受的能力、善於溝通，以及其他增加快樂的特質。我們將在接下來幾章討論如何開展人際關係，獲致更大的快樂，以及改善溝通技巧。你也可以閱讀我寫的《21世紀新生命密碼》系列書籍，裡頭都在探討這個課題。目前你只需瞭解，人與人的關係不只攸關快樂與否，也會決定你人生的方向，因為人生中所做的大部分決定，都受到家人或其他你愛的人的影響或控制。

快樂的前兩項要素可能十分自然，甚至不言而喻，可是第三個部分需要一些解釋。自我人生分析指的是必須瞭解自己。努力弄清楚你是誰、具備什麼樣的天賦、你的夢想是什麼，並確定你現在所做的事，是你在人生中想做的事，這樣生活就會朝著充分發揮潛能的正確方向邁進。在古希臘，論定一個人的一生是否成功，端視那個人是否知道他對什麼事有熱情，以及他是否能夠活出熱情。

在現代，很少人曉得他們對什麼事有熱情，或者自己有什麼天賦，更何況是一生都在做自己熱愛的事。大多數人自認資質平庸，因此不用大費周章去發掘才能，結果導致缺乏自信，對生活滿意度低。最後他們過的是別人想要的人生，而不是自己眞正想要的人生。這種感覺就像你錯過了自己的人生，這是多麼悲哀的一件事。

不知道自己的才能在哪裡，也缺乏熱情去創造一個讓你發揮所長的人生，沒有明確的人生目標，這樣的人以爲只要有錢滿足物欲，就會快樂。雖然金錢可以買到更多的自由，提升生活品質，但最終還是不能令你快樂。他們似乎不想面對現實，因此許多有錢人鬱鬱寡歡，甚至輕生。

要找到自己的天賦才能或許不容易，可是如果你過的人生是以發揮自己的才能爲基礎，那麼你過的人生會有多麼不同啊？首先你會每天興致勃勃地去上班，去做最愛的事。時間會以光速飛逝，而你享受其中的每分每秒。由於才能得以施展，你會贏得更多人的尊敬，賺到更多的錢財，最後，會被視爲成功的典範。你會覺得人生夫復何求，臨終時回顧你的一生，也了無遺憾！

幸福快樂的感受和人生滿意度，對健康有很大的影響，有助於紓壓、降低發炎、增強免疫系統，以及延緩老化。此外，也影響一個人的求生意志。所有的醫師都曉得求生意志具有神奇的治癒能力。一個病人的求生意志，大大影響了手術或其他療法的療效。當你對人生充滿熱情時，透過身與心的連結，可以發揮奇蹟般的自癒力，甚至可以決定你活多久。基於這些理由，如果想要擁有健康的人生，瞭解自己至關重要。

瞭解自己、瞭解自己的天賦、對人生充滿熱情，這些不該是少數人特有的專利，理應是每個人生活的基礎。我認爲人類史上最大的悲劇之一，就是白白浪費個人的天賦和潛能。人類之所以在科學等各領域發展日新月異，是少數人熱情發問，或是有機會一展長才的功勞。試想如果世上每個人的潛力都得到充分發揮，我們會有多進步？

想瞭解發揮自己的才能有多重要，不妨去欣賞二〇〇四年上映的動畫電影《超人特攻隊》（*The Incredibles*）。片中某些人擁有超能力，像是令人難以置信的超大力氣、彈力、能將空氣中的水分凍結等。電影開頭可看到這些超級英雄阻止犯罪、預防災難、熱心助人。直到有一天，他們在行俠仗義的過程中，造成太多的破壞而挨告，於是政府阻止他們繼續當英雄。

結果，這對他們影響甚鉅。這些超人變得鬱鬱寡歡、肥胖和各種毛病上身，害得他們開始失去生存意志。有一天，突然一個機會來臨，片中主角「超能先生」祕密復出。當他和其他英雄又可以施展超能力後，身上的大小毛病立刻消失無縱。

事實上，我們都有與生俱來、可以發展至超能力水準的才華。如果加以開發，且在適當的時間和地點派上用場，可能會產生不凡的結果，包括救人性命和解決目前世界面對的諸多問題。如果人類才能全部被發掘、發展，連虛構的超級英雄辦不到的事，人類都能達成。

如何瞭解你自己

既然瞭解自己可以帶來這麼多的好處，你不禁要問，爲什麼這不是每個人生命中最重要的事。這應該是我們開始上學時，教師的首要任務。如果五歲時，你就知道自己具備何種才能，通常家人和社會都會支持你發展下去。想像一下，畢業時你會有多大的進步?事實上，有些孩子的才能是用這種方式發現和養成的。如果有很棒的家長專注於此，或是某個孩子與生俱來的才能讓他在學校的生活如魚得水，譬如數學天分高、有過目不忘的超強記憶力等，這個小孩很有可能受惠於學校體制，前途一片光明。

尋找天賦有其難度

很可惜，這只適用於比例很小的一群人。大多數人的天賦不被學校肯定，好比做生意、業務、喜劇、廣告及藝術和設計方面的人才。許多世界級富豪沒念完高中，或者沒讀大學；很多人認爲上大學根本是浪費時間。

所以要如何找出自己的專長?也許有朝一日，人類會研發出一種基因測試法，一驗便知你有什麼天賦。遺憾的是，目前這種測試方法並不存在。你可能以為有其他的測驗可以幫助你找到自己的才華，事實上這類的測驗很少，而且現有的測驗能提供的幫助很有限。

目前，找出人類才能的相關研究也寥寥可數。沒有任何學校或政府設立才能鑑定的科系或部門，甚至沒有任何特殊的文字或語言，可形容人才。例如，如果有人音樂才華洋溢，大家可能會說「那個人是天才型音樂人」，但這究竟是什麼意思呢？音樂天才有許多類型，有的擅長製作熱情如火的音樂，有的是別具創意的作曲家，有些則是多才多藝的藝人。

人類語言在描述紅酒的用詞上，比描述優秀人才的語彙還要多！只要看一下紅酒的標籤，上面寫著：「這支酒散發濃郁的藍莓和橡木味，帶有淡淡的巧克力味，與一絲草莓香氣。」我們在描述某人有音樂才華時，是不是起碼應該有相同的層次？舉個例子，如果是音樂天才，我們可以說他們帶有一點貝多芬、淡淡的巴哈和一絲的艾爾頓．強！又或者為什麼不創造新詞，更精確地表達其優異的才能？

沒有單一的測試方式，能找出個人真正具備的才能，因此需要跳脫框架，創意思考。要找到自己，還有別的辦法。一個有趣的方法是改變你看自己的角度。舉個醫學上的例子，當你去看西醫，醫師會運用X光或其他掃描儀器、血液和實驗室檢驗等方法，以全新的角度檢視你的身體。

更古老的傳統治療方法也以不同的觀點看事物，例如，印度阿育吠陀醫學依據三種元素，來決定患者身心靈是否失衡，以便訂定治療策略。傳統的希臘和阿拉伯醫學，和印度阿育吠陀醫學如出一轍，只不過是以四種元素來問診。中國傳統醫學也建構元素的概念，分析病人和疾病，只是多加一個元素，運用五種元素（五行）。這些方法改變看事情的觀點，讓你以正常感官看不到的方式，去瞭解病人和疾病。

一些特殊的人改變自己看事物角度的方式，令人嘖嘖稱奇。針對學者和其他天才所做的腦部研究發現，許多人有「聯覺」（synesthesia）能力，也就是五種感官中的一種可以刺激另一種。例如，這些人看到一個數字時，還能聽到聲音、聞到香味、眼前出現顏色、看到形狀，甚至有觸摸的感覺。這些經驗可啓發強而有力的新觀點和洞察力，促使科學和藝術的發展更上一層樓。

數字代表的頻率

大約兩千七百年前，希臘哲學家畢達哥拉斯教過一種改變自己觀點的方法，與上述學者的體驗類似。用這種方法，可以更加認識自己和別人，更瞭解居住環境，甚至通曉行星和外太空的運行。根據他的教導，宇宙所有東西都會振動，我們可以用數字來代表頻率。這個方法也讓畢達哥拉斯計算出音階中音符的頻率。他甚至說，如果一個人的雙耳夠靈敏，還能聽到行星在太空中振動的聲音！

天地萬物都有頻率的觀念，最近因爲弦理論（string theory），被帶至更高的層次。弦理論是指所有物質均由微小振動的弦構成，就如同畢達哥拉斯所教的，宇宙萬物都會振動。

畢達哥拉斯認爲，數字是上帝的語言。數字可以用來測量東西，但是每個數字都有自己的特質。以數字4爲例，我們都知道四枚硬幣的樣子，但什麼是數字4的特質？要回答這個問題，必須思考一個四方形物體具備什麼特質。基本常識會告訴你，數字4的特質是安全和穩定。只要看看一堵牆，一棟大樓的正方形地基，或者一個正方形房間，即了然於胸。工程師使用正方形的物體，使結構更穩定與安全。依此邏輯，我們可以說，數字4代表安全與穩定的事物，或安全與穩定的象徵，包括任何想法、感覺、物品、食物、風格、狀況，或其他東西。

只要對每一個數字稍做分析，就可以瞭解所有數字的特質，並賦予我們用數字解釋世上一切事物的能力。這讓我們用嶄新的觀點去認識世界和我們自己，類似上述的聯覺力。這個新觀點，讓我們看到似乎不相關的事物間的聯繫與關係，還有以前看不到的東西，洞察事物的眞正本質。

用數字來理解事物特質的方法簡化後，就是我們現在所說的「生命密碼」（numerology）。然而，現代的生命密碼，與畢達哥拉斯教授的內容有很大不同。例如，大多數人知道的生命密碼是西元的出生年、月、日各個數字相加，抑或將姓名的英文字母換成對應數字相加，得出一個最後的數字。據說這個數字透露了一個人的個性、命運，或其他重要訊息。

畢達哥拉斯從未將生日的各個數字相加，得出一個最後的數字。他倒是認爲，事情發生絕非偶然。所有的數字、名字、物體、狀況，以及我們生活中的其他一切事物，都有其意義，不然它們不會無緣無故地發生。爲了找出原因，他用數字來代表環境中的事物。一旦我們學會用數字來解析事物，我們就擁有全新的觀點、敏銳的洞察力，去理解生活中所發生的事。

要明白我的意思，最快的方法就是嘗試用數字來認識自己，然後解釋這些數字的含義。現在請依據下面的說明，開始練習。

用數字認識自己

練習一：從髮型、服裝、說話、食物找到自己的數字

說明

看完1至9號的描述，盡量從中挑選最符合你特質的號碼。

- 髮型：看看用哪種髮型描述你最貼切。
- 服裝風格：當你可自選服裝（例如在度假或休假）時，你會選擇哪一種服裝。
- 說話風格：哪種方式的描述對你最恰當。
- 食物類型：選擇你最愛吃的。如果可以選擇，你願意經常吃、甚至每天吃的食物種類。對一些人來說，選擇很容易，比方說有些人喜歡吃蔬菜，有些人愛吃肉。可是，有些食物是混合型，例如披薩有澱粉和乳酪。在這種情況下，很難判斷你喜歡那樣食物的原因。如果你最愛的食物是披薩，你喜歡它，是因爲麵糰，還是乳酪。如果是因爲麵糰，你可能還喜歡其他澱粉類食物，如麵包和麵條，因此對你來說，披薩算澱粉類食物。如果是因爲乳酪，你可能喜歡乳酪、巧克力或其他發酵食品。在這種情況下，披薩對你而言只能算發酵食品。

一旦找到對應的號碼，就寫下來，下一個練習還會用到。回答時，盡可能誠實、客觀。爲了增添趣味，可以要求一個很瞭解你、而且你信任的人，幫你回答問題，結果可能讓人跌破眼鏡。

1號

髮型——叛逆、龐克、不尋常的顏色、刺蝟頭、看起來粗獷、愼重。
服裝風格——粗獷、深思熟慮地想過、時髦、可怕、令人震驚、強勢、陽剛。
說話風格——坦率、直接、言詞簡短、生動。
食物類型——湯、燉菜、肉湯、火鍋、水、果汁、冰沙。

2號

髮型——中分，編辮子。
服裝風格——色彩及風格協調，散發女人味。
說話風格——喜歡說話，並指出所有細節。
食物類型——黏稠的食物，包括蛋、布丁、秋葵和野生山藥等。

3號

髮型——孩子氣、可愛、簡單、乾淨、時尚，配戴閃亮髮夾或花飾，俏皮，但不是正經八百的商業型，看起來像卡通人物。

服裝風格——可愛，衣服設計看起來像給小孩穿的。

説話風格——率直、可愛、有趣，像小孩子。

食物類型——糖果、水果、甜點、冰淇淋。

4號

髮型——乾淨利落，每根頭髮以某種方法固定住（上髮膠或使用夾子）。

服裝風格——整齊清潔，不會皺皺的，看起來莊重。

説話風格——需要重申和重複確認很多遍。

食物類型——澱粉類，包括米飯、麵條、麵包和馬鈴薯等。

5號

髮型——運動型，短髮但有些部分留得比較長以展現風格，這種髮型最適合跑步類運動。

服裝風格——方便跳舞或做其他運動。
說話風格——喜歡說話，活潑快樂，有說服力。
食物類型——重口味食物，通常放了香料，又辣又鹹。

6號

髮型——隨性、梳理馬虎，可從事任何活動的髮型。
服裝風格——口袋多，休閒風，方便在家幫忙修理東西或做飯。
說話風格——熱情、友善，很少板著臉。
食物類型——蔬菜、藥香草，像綠茶等有療癒功能的食物。

7號

髮型——劉海造型，頭髮分束，但不完全一致。
服裝風格——有複雜的圖案或設計。
說話風格——愛發問，喜歡重複問題很多次。
食物類型——油膩的食物，包括油炸食物。

8號

髮型——看起來花了不少時間和金錢在燙髮、做造型上。
服裝風格——名牌或高級訂製服，看起來昂貴。
說話風格——溫和、親切、有說服力、慢條斯理。
食物類型——蛋白質類，包括肉類、魚類、海鮮、豆類、堅果、種子。

9號

髮型——不尋常，但有趣、滑稽、嬌媚，或是包含以上元素的混合髮型。
服裝風格——猶如造型裝扮的服裝、有趣的服裝、戲服，適合上搞笑類的電視談話節目。
說話風格——輕佻、搞笑、情緒高亢。
食物類型——發酵食物，如葡萄酒或烈酒、乳酪、巧克力、醬油、醋和韓國泡菜等。

練習二：生命密碼

這時你應該找到了一個到四個代表你的數字。現在就嘗試利用你的生日數字，來幫你判斷哪些數字對你的影響最強。

生命密碼的算法

你需要使用常用的生日，通常是護照或身分證上的生日。有一種算法可以讓你使用其他生日，比如亞裔社區所用的農曆生日，但這不在本書討論的範圍。首先將你的出生年、月、日所有數字相加，得出一個最後數字。

範例一

1983年10月17日

數字相加：1＋9＋8＋3＋1＋0＋1＋7＝30

再加一次3＋0＝3

最後數字是3

範例二

1979年1月29日

1＋9＋7＋9＋1＋2＋9＝38

再加一次3＋8＝11

再加一次1＋1＝2

最後數字是2

一旦你加總所有數字，請注意三個數字：最後數字，我們稱之爲「命數」、在最後數字出現之前，有一個兩位數的總數，稱爲「靈數」，以及出生日期數字相加得出的個位數字。在範例一，這些數字是3、30和8。在範例二，這些數字是2、11和2。

接下來，你需要決定哪個數字最能代表你。練習一和練習二有任何數字相同，或出現的次數比其他數字多嗎？你現在應該找到至少一個代表你的數字。

下一步則查看這些數字與什麼天賦才能有關，然後繼續做練習三。

數字蘊含的天賦才能如下：

1號：領袖人物，獨立，具有獨特創意的思想家和發明家，戲劇演員或演講者，銷售人才，決策能力強。

2號：善於溝通協調、配合度高、與人事物互相依存，擅長解決問題，服務技巧佳，善於激勵人心，留意細節和處理細節，管理技巧佳。

3號：創意豐富，具有藝術、音樂、裝飾、與美相關的才華，能使事物變得可愛、簡單、有趣，成爲流行。

4號：務實，容易使事情變得更安全、更穩定，精於分析、風險管理，擅長解決問題，管理技巧佳，組織能力強。

5號：善於溝通與激勵人心，長袖善舞，適合往藝術、公共關係和廣告方面發展，銷售技巧高超，有政治意識。

6號：善於解決問題與搞定事情，精於分析與實踐，服務技巧佳，有醫術或其他治療能力。

7號：擅長分析，注重品質和細節，有哲學性、流行感，善於溝通和社交。

8號：天生有生意頭腦，擅長開發和改進，服務技巧佳，善於解決問題、協調和領導，有政治意識。

9號：服務技巧佳，常帶給別人歡樂，善於解決問題與協調，想像力與創意豐富。

用你的生日和朋友的生日算一下，看看這個方法的準確度有多高。但有一點要記住，只選一個號碼來描述一個人的時候，可能會出現大範圍的誤差。以音樂來說，最簡單的歌曲或和弦，至少要用到三個音符。因此，要描述一個人的性格，比較準確的方法是使用三個數字。如何準確選擇這三個數字，用一本書很難說清楚，實際上需要參加三天的課程才能學會。現階段，我只想讓你瞭解，這個主題比這些簡單的練習複雜得多。

練習三：細分天賦才能

既然有一個或多個數字可以描述你，那麼更明確地說明你與生俱來的才能，是有可能的。根據你的號碼檢查下面表格，看看什麼用詞用在你身上最貼切。如果找不到和你相匹配的詞，那麼依據下列的語彙模式，你會想到哪些詞彙，更能貼切形容你的天賦？請發揮創意。

數字—天賦詞彙表

1	2
積極主動	有外交手腕
激勵人心	協調
善於發明	合作精神
有領導力	合作夥伴
獨立	有方向
自給自足	有遠見
不墨守成規	顧問
有說服力	有見地
簡單化	喜歡批評
果斷	善於分析
有戲劇性	人道主義
理想主義	靈活
雄心勃勃	溫馨
理性	友善
直接	給人支持
坦率	謙虛
現實	有禮
啓動	啓發
堅決	有遠見
專注	二元論
王者之風	綜合性
授權	關聯性
主導	複製
創新	整合
有策畫能力	清楚明確

6	5	4	3
痊癒	有溝通能力	品質管制	美化
負責任	熱愛自由	實際	有創意
多愁善感	鼓舞人心	為利所用	想像力豐富
藝術性	有外交手腕	可靠	青春
慷慨	情緒豐富	常識	有活力
善解人意	激勵人心	守紀律	有社交技巧
恢復	有公關意識	現實	深情
平衡	適應力強	有組織能力	有愛心
調和	多功能	管理	理想主義
犧牲奉獻	編輯能力	果斷	簡單化
撫慰人心	喜歡冒險	精確	完美主義
癒合	宣傳推銷	保護	有溝通能力
再生	感性	有韌力	樂天派
家庭	鑑賞家	風險管理	開朗
母性	有活力	有條不紊	裝飾性
培育	令人興奮	系統性	傳播
諮詢	探索	保育	消遣
預感	解釋性	重複	有聲望
創新	整合	好勝	有自覺
整合	改良	生產力	變革
放鬆	好思辨	複製	魅力
恢復健康的作用	聚合	明智	聲音悅耳
變革	變動	穩定	吸引人
移植	容易瞭解	安全	愉快
可行的	可信	沒變化	時尚
心懷感恩			
治癒			
推動者			
自我犧牲			

9	8	7
慶祝	發展的	啓發性
娛樂	豐富性	清晰說明
同情	精力旺盛	慢慢分析
人道主義	執行	理性主義
樂趣	目標導向	有趣
令人振奮	高級或優雅	複雜性
迷人	野心	明察秋毫
有啓發性	管理	有邏輯
心胸開闊	組織者	知性的刺激
整合性	冒險	愛調查研究
包羅萬象	以大局為重	好奇
藝術性	大膽	尋找純潔與真理
理想主義	原創	精明
像作夢一樣	主導	系統化
相處融洽	控制	校準
多元文化	啓動	計算
愛慕	肯定	密集化
自我犧牲	保護	喜歡沉思
編纂	對抗	壓縮簡化
安慰	培育	魅力
爬升	委託指揮	探索
歡欣鼓舞	升級	公式化
傳播	生產力	觀察
消遣	萌芽	改良
開發可能性	整合	分割
逗趣	改造	驗證
歡呼	時尚	跟隨自然定律
支持	祕密	放鬆
服務導向	敏感	不尋常
人群導向	激勵	

開發天賦與潛能

做完上面的練習，你對於自己具備何種天賦，應該掌握了一些資訊。這時候，需要判斷哪些資訊是準確的。如果不確定，我建議你，想辦法開發眞正屬於自己的天賦。如果那眞是你的天賦才能，你會覺得找到了自己，感覺生命中有一股熱情，期盼繼續施展那項才能。

開發潛能的方法五花八門，包括培養需要用到該項才能的嗜好，參加相關研討會，回到學校學習，投入你喜歡領域的志工工作，詳細認眞研究這個主題，加入與你有相同愛好的團體。有些人做完這些練習，會立即找到自己，並記起孩提時代曾經熱愛的事物。另外有些人得不到任何立竿見影的效果。對他們來說，解決辦法就是利用上面的建議，嘗試運用他們理應具備的才能。唯有實際運用，才曉得自己是否具備這項才能。

另一個發展潛能的方法，是嘗試在目前的工作中使用它。舉例來說，如果你天生就有豐富的創意，爲什麼不嘗試找尋一個更有創意的方式來做你正在做的事。如果你有組織能力，爲什麼不想辦法把你公司的活動辦得更好？如果你天生就有娛樂他人的才藝，爲什麼不照亮你周遭朋友的生命？爲什麼不做些什麼，來讓他們大笑或放鬆呢？我相信你明白我的意思。

一項才能用得愈多，你就愈清楚自己有沒有這項天賦，而且愈是實際運用，能力會愈精進。當你認識它，給它能量，它會改變你，幫助你建立自信，改善情緒，增進健康。最後，也會爲你帶來更多財富。找到天賦，發展與生俱來的才華，是尋找幸福人生非常重要的一步。一如我們討論過的，隨之而來的，是良好的健康和青春。

很多人覺得自己的人生沒有意義。瞭解你的天賦，發展你的才能，是解決這個問題的唯一途徑。由於才能是天生的，這意味著你命中注定要開發它們，使用它們。這是你生命的目的，也是你出生的原因。一旦你深刻認識自己的天賦，選擇職涯路徑就會輕而易舉。你只要確定，眼前的工作機會可以讓你充分展現才能，我保證你會滿意日後的工作與生活。我希望，上面的練習可以幫助你朝這條道路邁進。如果需要更多訊息或協助，我建議你閱讀我的生命密碼書籍，像是《21世紀新生命密碼》（*Find Yourself Through Numbers*）與《21世紀新生命密碼2》（*Path of the Gods*）。另一個選擇是參加我開辦的生命密碼基礎班或師資培訓班。

第五章　讓自己自由的關鍵：情緒

自由的療癒力

按希臘哲學家伊比鳩魯的講法，自由是實現幸福的三個要件之一，且有可能是最重要的一個。人類歷史充斥著爲了爭取自由和解放的鬥爭。從國際、國家和個人層面來看，它是大部分戰爭的成因。

我們都曉得，一個沒有自由的國家，百姓成了一種外在力量的奴隸，不可能眞正幸福。我們也知道，在我們的生命裡假如有人控制我們，無論是家人、愛人或配偶，我們都不可能快樂。

我認識的一位職業婦女，過去一直夢想能找到一位有錢的老公，如此一來她便能辭掉工作，享受生活。她的夢想成眞，遇到一位有錢人，兩人也結了婚。接著，他要求她辭掉工作，搬離她住的城市，單單做他的老婆。

起初她很快樂，只是想念朋友和家人。一開始生活充滿樂趣，但很快她便感到無聊。她丈夫生性好嫉妒，不讓她做許多她想做的事，這個壓力開始破壞兩人的關係。她起先感到被困在這個新的生活當中。他們之間的衝突愈來愈多。她考慮離婚，但又不想放棄金錢提供的舒適享受，所以她試圖忍受這一切。幾年後，她被診斷出罹患血癌（白血病）。

由於治療無效，她的生命似乎走到盡頭。與此同時，她和丈夫的關係進一步惡化，最後他們決定離婚。兩人分手後短短幾個月，血癌開始緩解。自由的療癒力眞是強大！

然而，自由並不單單指可以隨心所欲。有時候在人生中，有些事就是不能想做就做，原因很多，包括法律、財力、時間、健康的限制及其他種種因素。你若想要快樂，就要找到一種可以擺脫任何限制的自由。能讓我們達到這種境界的唯一一種自由，是能選擇想什麼、體驗何種情感的自由。我們需要學習如何不去重複那些不健康的思想，或執著於不健康的情緒。

不執著的力量

大多數的宗教會教導不執著的理念，例如佛教教導我們要遵循生命的中庸、不執著的道路，特別是不要執著於情緒。

宗教教導我們應該「放手、交給上帝」，或者「上帝以神奇的方式在工作」。你若是對生活中的某些事物不開心，實在沒有必要，因爲那實際上是上帝的旨意。所以假如市場崩盤，你在一夜之間失去所有的錢，不應感到悲傷或沮喪。你應該說：「感謝上帝讓我失去一切！在祢無窮的智慧裡，我知道祢的所作所爲最適合我！」然後繼續開心地過一天 ;-)。

你若能眞正實踐宗教的教誨，就不會再被任何事情困擾！當然，要達到這種不執著的境界並不容易，尤其當你失去心愛的人的時候。然而，這種極樂、豁達的境界是全球各地的神祕主義者、瑜伽師、僧侶、修女及其他心靈教師試圖達到的。在一個沒有依戀的世界，只需用一顆充滿愛的心去生活，因爲你能在所有事情和事件中，看見並感受到上帝的存在和旨意。

好吧，也許心靈大師可以達到這種境界，但就像我們在第一章所討論的，對大多數人而言，那根本是不可能的，因爲情緒太過強大、無法控制。我們也許無法阻止情緒，但學習去限制經歷情緒的時間，以及在經歷任何情緒後，學著擺脫它，還是有很多好處。事實上，這項技能可以救你一命。

當你被恐懼、憤怒、悲傷、嫉妒等負面情緒淹沒時，你的壓力指數已經高到會讓發炎指數飆升，讓你罹患糖尿病、癌症等嚴重疾病，甚至更糟的心臟病或中風，不小心便一命嗚呼。假如你試著學習經歷情緒，而後放開它們，壓力指數會迅速下降，你的健康和生命就不致陷入那樣的險境中。

人們在面對會引發強烈情緒的狀況時，往往停止邏輯思考。由於被情緒淹沒，他們可能變得很盲目，甚至做出事後令他們後悔的舉動。更糟的情況是，他們會陷入驚慌，無法保護自己或身邊的人，即便解決之道就在手邊。這通常會導致生命在極端狀況下隕落。學習擺脫情緒，你才可以在艱難、甚至危險的狀況下保持冷靜，眞正救自己一命。

學習限制自己落入任何強烈負面情緒，有另一個好處，就是能讓腦子接收到的情緒衝擊（emotional shocks）減到最低。就像我先前介紹德國新醫學時討論過的，根據這一理論，所有疾病的根源正是這些衝擊。如果德國新醫學的理論正確，我們可以斷言，學習從負面情緒中解脫，能保護你不受情緒衝擊，以致生病。

控制負面情緒的能力對健康有驚人的益處。烏克蘭車諾比核災發生後，周遭地區的所有人被撤離一空，留下被稱爲禁區的若干鬼城。美國有線電視新聞網（CNN）記者錢斯（Matthew Chance）在日本福島核災後，走訪了車諾比，他原本以爲當地不會有人，令人驚訝的是，有數百名當地人已搬回去住。

當中有一對老夫婦接受他的採訪。他問他們爲什麼身體還那麼健康，且能夠在這個世界上最糟的輻射地區生活？老先生回答，因爲他們不怕輻射。他說，那些因輻射污染生病死亡的人，是那些受到驚嚇的人。

也許，這只是一位痴心妄想的老農夫所說的話，但假如你瞭解情緒的力量能影響疾病，那他說的話百分之百正確。只要擺脫負面情緒，讓人體的免疫系統正常運作，其力量確實很驚人。

其實，這種無畏的態度在福島災變後，也可能幫助了不少日本人。這起事故的層級已達到最高的七級，跟車諾比核災一樣，因此外界預料會出現一樣多的死亡人數。但感染輻射疾病的日本人很少，這讓全球許多人甚感驚訝。

有些評論家解釋，日本受到傷害的人那麼少，理由之一是日本的核子反應爐設計較佳，對輻射外洩的控制優於車諾比的反應爐。這也許是事實，但福島核災釋出的輻射仍然很多，遠在美國都偵測得到。因此必定有其他有助於保護人們的因素在起作用。

我相信，一項重要的因素是日本人在面對此一狀況時的整體態度和情緒反應。即使發生芮氏規模九的大地震，引發了造成數千人喪生、數十萬人受影響的大海嘯，與車諾比同樣等級的核災接踵而來，而且未來數百年各式各樣的問題也將陸續浮現，不免要面對混亂、令人驚慌的局面，但日本人卻冷靜、有組織且守法。

我曾預期會有大批日本人出國避難，而且台灣和香港將最先接待日本的難民。結果事實正好相反，許多在台灣和香港的日本人返回日本，協助家人！

日本人面對極端狀況時的冷靜態度，也可能是他們在經歷兩顆原子彈轟炸，後來又面對種種令人難以置信的壓力時，卻仍是全世界最長壽地區的原因。

如何獲得自由

透過宗教活動，有許多途徑可以獲得自由或不執著，例如冥想、祈禱等，但這些途徑大都很緩慢。所以，當有不好的事情發生，有一個快速的方法可以讓我們立刻釋放情緒、保持健康，豈不是很好？

EFT和拍打療法

過去幾年，約翰．克雷格（John Craig）在網路上傳授一種免費的方法，大受歡迎，稱爲「情緒釋放技巧」（Emotional Freedom Technique，EFT）。你可以透過他的網站emofree.com，或在 YouTube 搜尋，免費學習。

自EFT上網發布以來，已演變成人們所稱的「拍打療法」（Tapping Therapies）和「能量心理學」（Energy Psychology）。目前已有數百種不同的形式。然而，我一直建議大家在學習其各種變化型之前，先瞭解原先的EFT方法。

這些療法可用來改變你對事情的預期並釋放舊的情緒。當我們經歷痛苦的情緒，它們會留在我們的記憶裡，除非它們製造的衝突被釋放，否則這些痛苦會留在大腦中。大腦會慢慢忘掉這些痛苦到某種程度，非常類似身體對癌症的反應，癌腫瘤被包裹在結締組織裡。在大腦中，舊的記憶被儲存起來，似乎不見蹤影，但是當一首歌、一幅畫、一種味道讓你想起過去，所有這些痛苦全回來了。

藉由將一根象徵性的針插入儲存的記憶裡，EFT讓不好的情緒慢慢消散，創造了新的正面神經，連接到被纏住的負面神經。記憶最終仍然存在，但它引起的痛苦或不舒服已經不見了。EFT和其他拍打療法教你一邊拍打特定穴位，一邊說出你的思維、情緒或身體想得到的改變。拍打讓穴位得到力量，從而讓改變眞正發生。

藉由針灸點穴的療法已存在了幾千年之久，所以那些涉及拍打的作爲必定存在著某些道理，就跟許多其他事情一樣。你如果瞭解催眠並且觀看拍打治療師的所作所爲，馬上就會瞭解他們正在從事某種形式的自我催眠。換言之，他們是利用催眠來改變身體的情緒或生理狀態。

拍打和催眠的關係

催眠聽起來很神祕，但實際上道理很簡單；透過廣告，你每天都被催眠操縱。爲什麼我們會看到美麗苗條的人推銷容易發胖食物的廣告，或者可愛的動物被衛生紙包裹著？因爲看這些廣告會分散我們大腦的注意力，使它放心去相信那些並不眞實的事物。

人類的大腦包含兩個主要部分：一個是有意識的部分，能分析環境並致力保護我們不受到外在危險；另一個是無意識部分（也稱潛意識），用來控管身體內部所有生命功能。在正常情況下，有意識的部分不允許任何人或任何事去改變無意識的部分。有意識的頭腦是無意識頭腦的守護者，它質疑每一件事情，盡其所能保護無意識頭腦，但這不代表它不會被愚弄。

有意識頭腦的保護防火牆周圍有一些路徑。催眠術提供了一條繞過有意識頭腦的路徑，直接影響無意識頭腦。方法之一是分心。在產品廣告上放置一個漂亮臉蛋或可愛的畫面，讓人腦分心的時間長到足以灌輸一種信念，就是使用該產品會與產品上的圖片產生某種關聯。一旦你心中有這種想法，就會想嘗試使用該產品，所以你是在自己不曉得的情況下被催眠操控。

這是一項強而有力的技術，事實上，這種技術無處不在，只要配合EFT和拍打療法，你可以用它來改善健康，最重要的是，可藉此獲得更多的情緒自由。以下是這種技

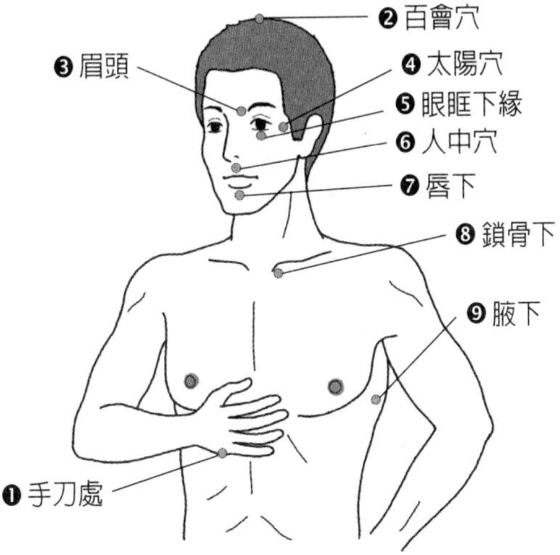

術的運作方法。用拍打來分心，是透過刺激特定的穴位，如上圖所示。

以穩定的節奏輕輕拍打，即可達到刺激的效果。然而，也可以透過許多不同的方法來達到同樣的效果。

- 可以只搓揉穴位。
- 如果具備不錯的想像力，可以只靠想像去拍打敲擊或搓揉穴位，這樣仍然有效。
- 可以用冰塊或熱湯匙來刺激穴位。
- 可以使用振動器刺激穴位。
- 假如你是針灸師，可以使用眞正的針。
- 可以在穴位上使用磁石。
- 可以在穴位上使用LED燈或雷射。

・可以在穴位上抹點精油或芳療產品。

現在，事情變得很有趣。即使根本沒用到那些穴位，這個方法還是行得通。你可以一面說著或想著你希望內在發生的變化，一面連續左右轉動眼球。此外，集中注意力在自己的呼吸上，想著你希望發生的變化，這方法依然有效！

好，當你做著上述的動作，請說出以下內容：

第一部分：即使我有這個問題（說出是什麼問題）——

第二部分：我完全喜愛和接受自己——

第三部分：現在我決定糾正這個問題（說出如何糾正，你希望內在做到什麼樣的變化）。

練習剝情緒洋蔥

就是這樣，現在你有了一種工具，能透過情緒釋放，療癒情緒。這種技術也可以運用在任何身體的毛病上。由於情緒會影響身體，可以藉由改變情緒，來改變身體症狀。EFT和拍打療法的實踐者也嘗試用這種方式，來對付恐懼、抑鬱、焦慮、緊張、肌肉痛、背痛、腸胃不適、腹瀉等，換句話說，包含任何形式的精神或身體毛病，沒有限制，甚至被蚊蟲叮咬也可以用它來止癢！

你需要練習，才能眞正學會如何使用這種技術。不妨現在就開始，請立刻檢視自己的身體和情緒。你是否感覺哪裡疼痛？你覺得累嗎？還是覺得壓力太大？你是否正在經歷某種負面情緒？

一旦發現異樣，請按照一到十爲它評分。要學習這項技巧，現在假設你在就寢前閱讀這本書，而且剛剛被蚊子叮了一口，皮膚腫了起來、非常癢，現在沒辦法入睡。你該怎麼辦？

好，讓我們用拍打療法治療這種狀況。現在開始拍打、搓揉，或將上述其他方法用在第一個穴位，同時宣讀以下內容：

> 雖然我剛剛被這隻討厭的蚊子叮了，我的皮膚愈來愈腫而且疼痛。雖然我覺得超癢，無法入睡，但我全然喜愛並接受我自己。我原諒和祝福自己不得不遇到這種困境。我原諒這隻可憐的小蚊子，因爲牠剛剛的行爲只是出於本能。
>
> 現在，我決定讓我的皮膚不再變腫。我決定止癢。我決定讓我的皮膚症狀得到緩解，我的皮膚立刻恢復正常。我決定全然放鬆，很快地熟睡。我決定今晚好好休息，早

晨醒來煥然一新。

在刺激第一個穴位時，重複這個動作三次。

現在開始拍打或刺激第二個穴位（這次很快），然後處理這個問題：可怕的蚊子叮咬。

拍打或刺激第三個穴位：皮膚癢。

現在開始思考你對這個狀況的感受，尋找新的詞句用在其他穴位上。

拍打或刺激第四個穴位：我痛恨蚊子。

拍打或刺激第五個穴位：蚊子很可怕。

拍打或刺激第六個穴位：我希望我不會因爲這次叮咬受到感染。

拍打或刺激第七個穴位：蚊子很骯髒。

拍打或刺激第八個穴位：我希望蚊子剛剛沒叮過生病的人。

拍打或刺激第九個穴位：蚊子很討人厭。

大功告成了。現在檢查你處理的癢或其他問題。請再次按照一到十評分。事情改善了多少？如果問題消失，恭喜你。假如還有問題沒解決，可能需要更深入瞭解問題。

在這個蚊子叮咬的例子中，你可能已經注意到，從第四個穴位開始，新的情緒出現了。起先，拍打集中在叮咬的實際症狀，但隨著我們的創造性思維加進來，確實也讓一些負面情緒浮現。我們感覺到對叮咬的憤怒以及對感染的恐懼。

使用任何情緒治療技術時，要明白，情緒出現時就像一層層的洋蔥。你以爲自己不高興是因爲被叮咬，但現在你發現，事實上是其他情緒在起作用。使用拍打治療，理想的方式是不斷將層層情緒剝開，找出問題的眞正根源，即造成這一切的情緒。我們眞正需要釋放的，就是那個情緒。有時要找到這情緒並不容易，一旦發現它並予以處理，痊癒的奇蹟便可能發生。

在蚊子叮咬的拍打治療中，我們發現我們帶著一些負面情緒，包括憤怒和恐懼。因此接下來要做的，是針對新情緒的另一回合拍打。

重新開始拍打第一個穴位。

> 雖然我很生氣這次被蚊子叮咬，雖然我很害怕可能受到感染，因爲蚊子很髒，我全然喜愛和接受自己。我是個好人，有強大的免疫系統。

我現在決定釋放我的憤怒。我決定完全放鬆和微笑，徹底擺脫憤怒。我決定釋放我對感染的恐懼。我的免疫系統很強，會摧毀蚊子注入的任何細菌或入侵者。我不害怕一隻小小的蚊子，因爲我的身體強壯且健康，蚊子沒辦法傷害我。

在第一個穴位重複這動作三次。

現在拍打或刺激第二個穴位（這次很快），然後處理這個問題：我很生氣被叮咬。

拍打或刺激第三個穴位：我很怕被感染。

現在開始思考你對自己處境的感覺，尋找新的字眼在其他穴位表達出來。

拍打或刺激第四個穴位：我很怕細菌。

拍打或刺激第五個穴位：我很怕我的免疫系統不夠強。

拍打或刺激第六個穴位：我很怕寄生蟲，希望我沒有感染瘧疾或某些疾病。

拍打或刺激第七個穴位：爲什麼我要被叮咬？

拍打或刺激第八個穴位：爲什麼我總是被叮咬？

拍打或刺激第九個穴位：我很氣自己被叮咬，現在無法入睡。

這時候，我希望你能看出有多少新的情緒顯現出來。現在我們害怕細菌，害怕寄生蟲，感覺自己成爲受害者，感覺自己從過去以來一直是受害者，對自己不能再次入睡感到憤怒。

檢查蚊子叮咬搔癢的程度，或者你爲了做這項練習所選擇的問題對你造成不適的程度。從一到十，它會落在哪裡？如果問題消失，就算大功告成。假如沒有，那還有更深層次的工作要做，你仍未找出阻礙身體癒合的確切情緒。

要更深入，可以按上述處理情緒的相同方法，去尋找新的情緒。例如，身爲一個受害者的想法冒了出來。我們可以更深層地探索下去。能找出其產生的原因，會是一件有趣的事。你首次成爲受害者是在何時？當時發生什麼事？從那時到現在，有哪些情緒仍存在你的內心？就像你看到的，你有很多拍打工作要做。

當然，沒必要畢其功於一役。當你找到新的執著情緒時，可以先寫下來，等有空時再拍打它們。在理想情況下，應該每天空出一些時間拍打。有些人每天早上或晚上睡前做，當然也可以挑任何時間，只要持續練習拍打，直到找不到更多需要清除的情緒爲止。有時，問題可以在幾分鐘內解決，有時則需要重複幾次。

當你經歷這個過程，隨著一天天過去，請你特別注意自己的情緒。有沒有任何新的感覺或記憶蹦出來？先記錄下來，日後有空再做幾輪拍打。這些作法可望揭露其他未釋放的情緒，有些連你都不知道它們的存在。

有時候，你會面對讓你悲傷、哭泣，甚至連想都不願去想的情緒。那些曾受到暴力、性侵或虐待的人，常有這種情況。當你感受到極端情緒，哭泣是好事，但不要給自己太大壓力。慢慢來，首先拍打和這起痛苦事件相關的其他事情，愈是用拍打來碰觸它，這情緒的強度就會下降，就可以更接近問題的根源。

倘若不管怎麼做，情緒的強度都降不下來，底下列有其他方法可以先試一試。試過之後，一旦情緒強度降低，再回過頭嘗試拍打。

EFT或其他拍打療法是很棒的個人工具，我相信每個人都應該認識，但假如你有嚴重的情緒創傷，最好還是找一位稱職的治療師來協助你。你能自行處理的，就只有這麼多。

你若是對拍打做一些研究，會發現人們已成功運用它來處理各種問題，包括治療疾病，或在頭痛、感冒剛冒出來時加以阻絕，還可用它來減肥、改善皮膚、隆乳、增進運動表現、消除憂慮和各類恐懼症等。網路上有許許多多使用者的見證，非常激勵人心。

拍打沒效怎麼辦？

儘管許多人獲得了神奇的效果，有些人就是無法得到太多幫助。其中有各種可能的原因，通常是使用的字眼不夠具體，根本的情緒仍未找到。

在EFT網站上，一位治療師報告說，他曾試圖幫助一名男子，此人在幾年前出車禍之後失去了嗅覺。EFT療程對這名男子並沒有幫助，因此治療師嘗試了不同的方法，要求對方試著回憶車禍當時最後聞到的是什麼味道。這名男子說，是汽油的味道。他很害怕，以為車子隨時會爆炸。治療師針對這一經歷及相關的恐懼進行了拍打，這名男子的嗅覺竟奇蹟似地恢復了！

找到真正的情緒

就像我上面解釋的，拍打療法的主要工作，是找出症狀背後眞正的情緒。有時我們需要化身爲偵探，深入挖掘去找到它。在學習EFT時，我用它來對付的事情之一是戒除我的冰淇淋癮。就我的記憶所及，我愛吃冰淇淋的程度到了失控的地步。在瞭解吃冰淇淋過量有礙健康後，我開始控制自己，但有時只能屈服於自己的癮頭，大吃特吃。

有一次，我去一家吃到飽自助餐廳，看到哈根達斯（Haagen-Dazs）冰淇淋，便決定只吃冰淇淋，不吃其他食物。我在生菜區找到一個大沙拉碗，裝滿冰淇淋直到滿出來；我舀了超過二十大杓，還裝了兩次，直到吃不下爲止。我總共吃了超過四十大杓的冰淇淋。吃的時候我開心極了，吃完卻覺得噁心，我不願去想自己吃下了多少脂肪和熱量！

爲了治療這個癮頭，我開始針對自己的渴望進行拍打：即便我喜愛冰淇淋，且一旦開始便無法控制自己……我全然喜愛和接受自己……我現在決定控制這種欲望等等。聽起來很好，我也感到有信心。結果第二天我又吃了。怎麼辦？我反覆拍打，但同樣的渴望依舊存在。最後我認爲行不通，便開始思考我最早是怎樣喜歡上冰淇淋的。我想不起來，只記得家母曾用一位友人送的農場鮮奶製作冰淇淋，那是迄今我吃過最好吃的冰淇淋。當我想到當時家裡的情景，回想起那時家裡的每個人都很開心。

我們從希臘移民到加拿大，最初幾年，我們不會說英語，因此我們家經歷了許多困難。我父親在工作時受傷；我在學校無法瞭解老師跟同學講的話；我父母常常起衝突。在家裡最快樂的時刻就是媽媽做冰淇淋時。爸爸會開懷大笑，和我們這些孩子玩耍，媽媽也很開心；這是我記憶中最美好的童年時光。

我這才知道，自己爲什麼這麼喜歡冰淇淋。那不是冰淇淋本身；那是我所依附的一種情緒。冰淇淋代表幸福的家庭生活、溫暖及父母的愛。然而，冰淇淋事實上與幸福或其他情感沒有任何關聯。冰淇淋只是牛奶、雞蛋、糖和香料。

我再次開始拍打，但這次說的是：即使冰淇淋讓我想起我們家的快樂時光，當我疲憊或寂寞時會想念那些日子……我全然喜愛和接受自己……我決定切斷冰淇淋與我們家的愛和幸福的感覺……我決定相信冰淇淋只是一種食物，我不再覺得它會跟我未來美好的家庭時光有任何關聯。

經過幾回合後，我感覺有些事發生了。在接下來的幾個月，我眞的改變了，到現在已過了幾年。我不再渴望它，而且發現它的味道跟以前不一樣了。我過去所愛的香料現在吃起來很噁心。事實上，我到飯館或自助餐廳時，甚至對它視而不見。不過我還是很喜歡抹茶口味的冰淇淋，因爲抹茶有益健康。而我吃抹茶冰淇淋，也只吃一點點而已。

實際的對治方法

假如你試圖找出問題的眞正情緒，但還是不見效果，你可以嘗試以下作法。

拍打第一個穴位，重複三次：

即使用這種拍打方式沒有幫助，而且我認爲它對於解決我的問題沒什麼用處……我還是全然喜愛和接受自己……我現在決定讓它發揮作用，並協助我找到問題眞正的源頭。我允許它處理我的問題，讓我再次得到健康。

接著和上面一樣，在另外八個穴位上說出你的不滿。例如：

穴位二：拍打沒有幫助。
穴位三：拍打沒用。
穴位四：我的問題得不到幫助。
穴位五：我的問題永遠無法解決。
穴位六：我注定要被這問題折磨。
穴位七：我希望能找到解決辦法。
穴位八：得不到幫助讓我很挫折。
穴位九：我希望某件事或某個人能幫助我。

有時拍打起不了作用，是因爲你的潛意識被某個未知的原因阻礙。一個有助於解決這一點的方法如下：

針對第一個穴位，重複三次。

即使出於某種原因，拍打對我無效，也許是因爲我不相信它有幫助，或者我受到一些阻礙……我還是全然喜愛和接受自己……我現在決定讓我的潛意識接納拍打療法，允許它來改善我的健康，讓我過更幸福的生活。我知道我的潛意識現在可能會藉由不回應拍打，試圖保護我，但我想讓它曉得，開放並接受這種療法讓我得以解決我的問題。

現在對其餘穴位重複抱怨。

穴位二：拍打對我不管用。
穴位三：我的潛意識受到阻隔。
穴位四：我的心接納這種方法。
穴位五：我的潛意識覺得開放不安全。
穴位六：我的潛意識害怕放手。
穴位七：有些事讓我感到害怕。
穴位八：有些事阻礙我變好。

穴位九：有些事在過去阻礙我的潛意識。

請看穴位五和穴位七，你會見到新的情緒浮現了。害怕會在某些地方，告訴你的潛意識不要放手。一旦知道問題所在，便可以再一次重複，並針對害怕進行拍打。

雖然我很害怕放開接受治療，讓自己變好……我全然喜愛和接受自己……現在我決定放下恐懼，讓自己接受治療並復元。

當你再次經歷各個穴位，可能會發現更多情緒或過去的記憶。接著繼續拍打和釋放，最後會得到你期待的結果。

拍打以改變期望

拍打除了可用來釋放負面情緒並醫治身體，也可以把你從那些困擾你的期望中釋放出來。是否有人讓你失望？你是否讓別人失望？可以藉由拍打，從這一類或任何類型的壓力中獲得釋放。

例如：雖然我的朋友讓我失望，覺得受到背叛且對他感到憤怒……我全然喜愛和接納自己……我決定釋放我的負面情緒。我決定放鬆，不再那麼在乎，因爲我不知道他爲何會那麼做。我決定不再生活在這種壓力下。接著，繼續到其他穴位去尋找新的情緒，以便找出究竟是什麼讓你生氣或沮喪。眞正的原因可能不是你所想的那樣。這麼做能整體改變你的性格，以及對他人和自己的期望。

目前有一些EFT和拍打治療師專精於使用這類療法，還把這類療法與書本及電影《祕密》（*The Secret*）中傳授的「吸引力法則」（law of attraction）連結。改變你的想法和期望，有助於在自身創造一種思維波動，吸引你在生活中想要的事物。你是否眞正得到你想要的東西並不重要，重要的是，努力讓自己更放鬆、更有精神、更合乎道德，可以讓身心更健康。

透過寫信釋放情緒

筆者前一本拙著《來自身體的聲音》曾介紹另一種釋放負面情緒的方法，也很有效，我想簡單再提一下，這次用的是和EFT一樣的模式。寫一封信描述你希望自己做什麼改變，然後把信燒了。這個過程會向潛意識送出一個訊息，就像拍打療法一樣；你可以眞正的改變，有如奇蹟一般。

對那些無法適應拍打療法的人來說，無論他們是不曉得怎麼做，感覺似乎沒有成效，或是面對極端的情緒，拍打療法過程太難承受等等，這都會是很好的辦法。在這類情況下，最好先採用寫信的方式，然後在接下來幾個星期再次嘗試一些拍打，看看情緒強度是否已下降到能夠使用拍打療法。

這種方法首先要確定你寫信的對象是誰，以及你想要釋放什麼。信的起頭寫道：

親愛的：

第一部分：說明你承受的問題或情緒之苦。詳細解釋是誰對你做了這些事，你遭遇了什麼，結果怎樣，你目前的情況如何，以及其他你認爲重要的事。

第二部分：寫下你現在決定擺脫負面情緒的重擔。即使一輩子都忘不掉這件事對你的傷害，你決定原諒那些傷害你的人。你決定讓復仇的事交給上帝，你要生活在沒有痛苦、憤怒、恐懼、嫉妒或其他你面對的情緒的環境中。

第三部分：寫下未來的目標。情緒釋放後，你想要過什麼樣的生活？例如，你想要過幸福的生活，想要痊癒，想要擺脫負面情緒，想要一個新的開始等等。

一旦寫完，可以將信塗上顏色或畫上一些圖畫（若你是屬於藝術型的人，這應該很簡單）。寫下的內容愈多，對釋放情緒愈有效。

最後，請把信燒了。爲了得到最強的效果，試著安排一個小小的儀式，把信燒了。有些人會選在特殊的日子做這件事，好比週年紀念日或生日。那一天，他們可能禁食，燒完信後倒一杯酒舉杯暢飲。有些人則對信燒完留下的灰燼如何掩埋或銷毀，有一番計畫。過程可以很簡單也可以很複雜，悉聽尊便，反正都有效。

寫信這種辦法可以用在任何事情上，就像拍打療法。然而，寫信耗費的工夫較多，適合用來對付較複雜的問題和狀況。

用舞蹈和運動療法釋放情緒

除了我提出的方法，還有許多其他辦法可以釋放情緒。其中最強大並且最有趣的是舞蹈和運動療法。與世界上其他的強效療法相比，這種療法相對較新。對於各類型的精神障礙，如情緒創傷、抑鬱、自閉症及精神分裂症等，相當有效，也能強化免疫系統，治療任何健康問題。

舞蹈和運動療法獨特和強大之處在於，能透過改變身體來改變心靈。這是其他情緒或心理療法無法辦到的。就像我們在處理身體的章節中所討論的，當我們有不健康的情緒，身體動作也會出現變化並受到限制，變得很緊繃。姿勢的改變會讓你盡量使自己顯得卑微。你低下頭，肩膀向前合攏。若不能糾正這些身體上的變化，就很難對付背後的情緒。

透過運動和舞蹈，身體可以改用全新、不受拘束的方式移動，得以延展並強化。此外，這也會影響心理狀態，有助於舒緩情緒。

由於人人都必須面對情緒，我會建議大家嘗試舞蹈和運動療法，就算他們沒生病或不覺得自己有問題也一樣。身體會儲存各種情緒，即使你不曉得它們的存在，而舞蹈和運動療法能幫助這些情緒流動。

儘管相關的治療師數量仍然太少，舞蹈和運動療法在世界各地卻愈來愈流行。假如你在台灣，我鼓勵你和身體那一章提到的協會聯繫，找機會體驗看看。那是你能擁有的最美妙的療癒經驗之一！

眞正的自由

無論你想透過舞蹈和運動療法、情緒釋放技巧（EFT）、拍打療法、寫信或其他方法來獲得自由，都不重要。上述所有方法，我都推薦。我個人在這個領域已鑽研超過二十年，發現每一種釋放情緒的方法或情緒療法都各有各的獨特優勢。

我能提供最好的建議是，聆聽你的身體。假如你聽了一首歌，見到某件事物或聞到某個味道，讓你回想到過去，害你陷入悲傷、哭泣、生氣或其他負面情緒中，或是你在夢中重新經歷過去的情緒或創痛，這意味著你的情緒尚未獲得釋放。這也意味著你必須用上述方法中最適合你的一種，清除過去的情緒，並學會在未來情緒出現時擺脫它。

第六章　水能載舟，亦能覆舟：人際關係

希臘哲學家伊比鳩魯認爲，友誼是快樂的三個要素之一。這是有道理的，因爲人是群體的動物；當我們和自己信任的人在一起，比起一個人孤零零的，感覺更安全、更快樂。

我們生活中的壓力，絕大部分來自於友誼，實際上，用人際關係來形容更適當。我們處理朋友、家人、同事、戀人或配偶、權威人物等關係的方式，很直接地決定日後生活會發生的事情。這些關係是療癒和安全的來源，也是沉重壓力和情緒起伏的原因。人際關係可以使我們開心、健康，也會讓我們不快，甚至生病。

爲了建立良好的人際關係，我們需要敏銳察覺他人的需求，並且願意幫助別人滿足需求。這都要具備同情心、耐心、開放的胸襟、勇氣等諸多特質。這些特質必須與時俱進，但有了這些，也不保證一定會有良好的人際關係，還需要懂得如何進行良好的溝通。

溝通並不容易，因爲每個人都有自己獨特的個性，以及特有的溝通風格。例如，跟某些人，你必須用白紙黑字的方式溝通，例如出具可閱讀或觸摸的書面證明，他們才會明白。現在想像一下，這類型的人試圖與相反類型的人溝通，比方夢想家型的人，如果欠缺溝通技巧，兩個人很快就會吵起來，因爲夢想家型的人比較關心夢想，而非實際或有形的東西。

利用生命密碼增加溝通技巧

建立良好溝通的祕訣，就是瞭解他人，並且分辨出每個人的性格類型與溝通風格。這樣就可以知道他們眞正想得到什麼回應。一種快速的作法是使用前面教過的方法。第四章我們討論了如何利用數字找出自己的天賦才能，這種方法也可以用來瞭解他人的性格與溝通風格。

現在重回第四章，然後按照說明，找出哪些數字最能代表你、你的朋友、子女、父母等。然後參考下列內容，瞭解他們的性格與溝通風格。想知道更多訊息，可閱讀我寫的其他生命密碼書籍，或參加我們的研討會。

下面1至9號分別列出：

——每種性格的重點描述。

——最喜歡掛在嘴邊的一句話（口頭禪）：讓你洞悉他們的想法。

——溝通技巧：告訴你如何溝通，才會得到對方最好的回應。

——一首歌：這首歌的歌詞可以幫助你深入瞭解每種性格類型（以下列舉的歌曲，可以聆聽原版，也可上我的網站drlenis.com.tw，參考嶄新的詮釋）。

【特別注意】

大多數人的溝通風格，屬於至少三種性格的綜合體。只要確定其中的一種或多種性格，就可以利用下面每個號碼的介紹，針對不同性格的組合，自創溝通方法。不過每次溝通，都應該從影響力最強的數字開始嘗試。譬如，如果你的朋友的溝通風格是2、5和6號的組合，但影響力最強的是5號，先使用下列5號的溝通技巧，再嘗試另外兩個號碼。

1號

性格像國王：獨立、果斷、直接，有自私的傾向。

口頭禪：先問我。

溝通技巧：態度上需要多一點尊重，說話直接講重點，讓他們知道目前的狀況會得到解決。

歌曲：〈Bad Boy〉（詞、曲：張雨生；原唱：張惠妹）

2號

性格像皇后：依賴心重、優柔寡斷，有外交手腕，容易情緒化，有情感需求。

口頭禪：你看著辦。

溝通技巧：需要花更多的時間解釋細節，讓他們和你一起協調，並且讓他們覺得隨時找得到你。

歌曲：〈心太軟〉（詞、曲：小蟲；原唱：任賢齊）

3號

性格像孩子：理想主義，天真、可愛，注意個人形象，倔強。

口頭禪：我知道我要什麼。

溝通技巧：首先要取得他們的信任，避免直接批評，想辦法讓他們發揮自己的創造力。

歌曲：〈You Are So Beautiful〉（詞：Barry Mason、Dieter Bohlen；曲：Dieter Bohlen；原唱：Russell Watson）

4號

性格像盲人：實際，講求品質與安全，固執己見，但有邏輯。

口頭禪：要我相信，除非讓我親眼看到。

溝通技巧：需要提供具體的證據，他們才會聽你說話，而且必須保證其安全，一定要跟隨他們的步調改變或做決定，不能擅自行動。

歌曲：〈明天你是否依然愛我〉（詞：楊立德；曲、原唱：童安格）

5號

性格像政治家：擅長表達自己，說服別人，有外交手腕，而且狡猾，熱愛自由，不喜歡負責任。

口頭禪：看看吧。

溝通技巧：需要向他們說明，你的提議如何讓他們生活得更自由。講話方式必須像發表演說一般，編造一個故事，裡面有你的想法，兼顧感情和實際面，然後提出幾種解決方案供他們選擇，但不能逼迫或催促。

歌曲：〈我是一隻小小鳥〉（詞、曲：李宗盛；原唱：趙傳）

6號

性格像醫生：敏感、樂於助人，負責、死心眼。

口頭禪：無法拒絕。

溝通技巧：讓他們知道你需要他們，若是沒有他們幫忙，事情根本做不成。告訴他們，你現在所說的事將來能幫助別人或解決更多的問題，以及你的想法如何能解決眞正的問題根源。

歌曲：〈月亮代表我的心〉（詞、曲：佚名；原唱：鄧麗君）

7號

性格像科學家：充滿好奇心，喜歡發問、質疑，猶豫不決，行動和下決定都慢吞吞的。

口頭禪：眞的嗎？

溝通技巧：告訴他們遇到的詳細狀況，並耐心回答他們的所有問題，不能逼迫他們做決定或採取行動，要順應他們的要求，給他們許多時間獨自思考。換句話說，所有性格類型中，面對7號，需要最大的耐心。

歌曲：〈再回首〉（詞：陳樂融；曲：盧冠廷；原唱：姜育恆）

8號

性格像生意人：敏感，願意助人，但愛出鋒頭且狡猾，神祕兮兮，通常不讓你知道他們的眞實感受。

口頭禪：有錢好辦事。

溝通技巧：證明你說的事情眞的有潛力，而且未來會改善。你需要回應他們的要求，以表示你尊重他們，願意力挺，也需要從實際面來說明你的提議。

歌曲：〈Money, Money, Money〉（詞、曲：Benny Anderson、Björn Ulvaeus；原唱：ABBA）

9號

性格像藝人：帶給別人歡樂，愛好和平，愛作夢，以服務爲導向，固執己見，以致不能接受批評。

口頭禪：沒問題。

溝通技巧：他們需要明星般的對待，你必須瞭解他們獨特的夢想，解釋你的想法如何能幫助他們實現目標。你需要心平氣和、面帶微笑，互動過程中最好說些笑話或開心的事。

歌曲：〈Somewhere Over the Rainbow〉（詞：E. Y. Harburg；曲：Harold Arlen；原唱：Judy Garland）

建立良好關係的其他要素

上面的資料對於瞭解別人以及進行有效溝通，非常有幫助，但很多時候，光靠溝通不足以維繫一段健康的關係。許多健康因素與生活方式，會影響人的行爲與溝通能力，包括低血糖、疲勞、經前症候群、睡眠不足、酒精或藥物的副作用、飲食不當或缺乏運動造成的荷爾蒙失調、性欲減退。此外，還有老化的影響，如失智症、自閉症和其他心理問題。

至於婚姻、男女朋友、同性戀等涉及性生活的親密關係，出現障礙的因素甚至更多，其中影響最大的是性生活滿意度。人的性欲往往直接控制我們的思想和人生選擇。我們的遺傳密碼設定了傳宗接代的需求，人類生下來的目的在於繁衍後代，這就是每個人都有性器官的原因。

當然，「性」在現代社會可能像其他東西一樣被濫用，但如果想讓涉及性愛的各種關係幸福、健康，就需要瞭解性愛。這對增進彼此感情來說不可或缺，對保持身心健康也很重要。

性生活讓所有的性器官健康，包括子宮、卵巢、睪丸、攝護腺等。研究發現，僧侶罹患攝護腺癌的機率比一般人高許多。談到性愛，俗語說：「如果你不使用它，就會失去它。」這句話千眞萬確，既適用於身體健康，也適用於你與伴侶的關係。

性生活對免疫系統的影響也不容小覷。人在性興奮（性高潮之前）期，對抗疾病的白血球細胞變得最爲強大。性興奮感受的時間愈長，你的病好得愈快。令人驚訝的是，古代道家很清楚這一點，並傳授各種閨房祕術，尤其是教導男性如何持續進行不達高潮的性愛，以達到養生的目的。

所以，下一次生病，知道該怎麼做了吧？是的，性愛可以作爲一種治療工具。每五小時至少要有二十分鐘的強烈性刺激，但是結束時不達到性高潮，這樣的性愛治療就能產生效果。因爲二十分鐘的性興奮，可以得到免疫功能增強五小時的益處。當然，如果你生病了，想藉由性愛療法得到持續二十四小時的健康效益，按照下面的說明，是有可能達到的：

——一輪二十分鐘的性刺激，可以提升免疫功能約五小時。
——三十分鐘的性興奮，可以增強免疫功能六小時。
——四十分鐘的性興奮，可提升免疫功能八小時。
——五十分鐘的性興奮，可提升免疫功能十小時。
——六十分鐘的性興奮，可提升免疫功能十二小時。
——七十分鐘的性興奮，可提升免疫功能十二．五小時。
——八十分鐘的性興奮，可提升免疫功能十二．五小時。

正如你所見，從六十分鐘開始，增加的健康效益有限，所以做那樣的努力划不來。上面的數字清楚顯示，你需要一天兩節、每節六十分鐘的強烈性興奮，最好每十二小時一節，共一百二十分鐘，這樣即可從性生活中獲取最大的健康效益。當然，如果你有時間，每五小時做二十分鐘更好，因爲這讓你有更多的時間遠離壓力，而紓壓本身就有治療作用。

性的歷史

有些人看到這裡，不禁對於身體需要那麼多的性生活，才能獲得最大的健康好處感到震驚，甚至可能認爲這樣不正常。那麼問題來了，對人類來說，到底什麼是「正常」的性生活？這個問題不易回答。

遺憾的是，關於人類性欲特質的討論並不多。人類性學研究大都在最近三十年完成。過去幾百年來，性一直是禁忌話題，性方面的研究不被允許，需要進一步鑽研，才能眞正的認識。

現在我們已經知道，兩個人墜入愛河，情不自禁地發生性關係，這個時候，體內分泌某些荷爾蒙，讓我們的大腦和肉體產生「戀愛」的感覺。可是，戀愛的感覺僅持續二十四至四十八個月。在這之後，甜蜜的熱戀轉變成親情。

研究人員認爲，關係之所以能持續四十八個月，是因爲這有利於一對男女熱戀、懷孕產下的嬰兒存活。戀愛的感覺會讓這對爲人父母的男女，在寶寶出生的頭四年一起保護和養育孩子。四十八個月之後，寶寶已經會走路，吃的食物種類更多，所以父親的存在不再那麼重要。這個時候濃情轉淡，好讓他們尋找新的伴侶，再度生兒育女。對此，研究人員認爲還有另一個原因，多找不同的繁衍對象，才能確保生出健康的寶寶。

有趣的是，大多數已開發國家的離婚率徘徊在五〇％左右，而且多在婚姻走過四個年頭後畫上句點。這是有道理的，因爲那時愛情漸漸走向盡頭。如果濃情蜜意消失，兩人「性」趣缺缺，性生活得不到滿足，關係便隨之破裂。

遠古時期，人類的婚姻平均也維持四年的時間。由於暴力、意外、缺乏醫療照護，以及食物短缺，古代人類的壽命比現代人短。約在一萬兩千年前，世界完全改變。當時農業開始發展，人類的糧食供應趨於穩定，村落的居家環境更安全，壽命也開始延長，這意味著婚姻關係持續的時間更長。雖然人類生活改變，體內的荷爾蒙系統一直沒變。縱使他們未來的婚姻生活可能持續四十年或更久，愛情仍在四年後消失。

爲顧及人性的需求，又不違背現代社會公認的法律規範，一夫多妻制應運而生。如果你不再愛你的妻子，失去了激情，你可以不離婚，但可以再娶。這個制度對男人有利，對女人卻不利。

現今一些國家依舊維持對離婚的傳統限制，如印度、南非、巴基斯坦，以及許多伊斯蘭國家。事實上，這些國家構成世上的主要人口，然而對離婚的限制，往往導致女性遭受虐待。婦女受虐的統計數字很駭人。在印度有超過一萬三千名婦女慘遭丈夫或婆家的人活活燒死，因爲她們不能離婚，乾脆用一把火解決問題！

有鑑於婚姻問題日益嚴重，有些國家已經朝修法方向努力，可是到目前爲止，改變微乎其微。幾年前，加拿大有一些人士試圖推動新型的結婚執照，效期爲四年。若想維持婚姻關係，必須每四年更新一次，就像換發駕照一樣。加拿大卑詩省最近甚至引進一個新法案，提議讓一夫多妻制合法化！這項法案雖然沒有過關，但這顯示出人們對現行的傳統婚姻模式不滿。想要享受健康親密關係的人，必須找出更靈活的婚姻模式。

世界上許多國家的同性戀者一直推動修改婚姻法，要求同性婚姻合法化。還有一個「多元成家」的團體，爭取自己決定婚姻形式的權利，他們認爲無論是多女一男、多男一女，抑或多男多女的任意組合，都享有婚姻權利。然而，婚姻法修法速度不會很快，也不能保證這些更爲複雜的關係模式會比傳統模式來得好。這些模式或許解決了有關性傾向的一些問題，但就像其他親密關係，還是要面臨「四年之癢」的重重考驗。

男女大不同

除了熱戀的感覺會在四年後消失，影響一個人是否「性福」、因此更願意與你建立一段健康的關係，還有其他因素，例如當男人未享受足夠的性愛，性欲會升高。受到睪固酮等男性荷爾蒙的影響，男人缺乏性生活的話，容易出現易怒和暴力傾向。這就是爲什麼男人比女人更容易有暴力的行爲，例如謀殺和性侵婦女。一些哲學家甚至提出，如果所有的男人都有美滿的性生活，世界上將不再有戰爭。

女性的身體則完全相反。女性荷爾蒙的特性是，性生活愈少，性需求就愈低或者愈不想做愛。許多女同志在一起幾年之後，性生活完全消失，這就是荷爾蒙作怪。到最後，有些女同志伴侶關係中最精彩的性事，就是兩個人一起吃冰淇淋！

除了荷爾蒙的差異，男女性欲也有遺傳上的差異。人的性欲高低差距很大。有的人每個月只要有一次性生活，就覺得健康，有的人則需要每天一次。當一個性欲高的人愛上一個性欲低的人，兩人的關係會經常遇上麻煩。

很少有人眞正瞭解自己的性欲，這讓問題變得更複雜。你的父母或醫生不會告訴你這類訊息。這是等你有了親密愛人之後，才會發現的個人私密事。很多人結婚之後，情欲才開竅，但爲時已晚……除了離婚。

自我情欲認知之所以重要，是因爲當性生活不滿足，當事人很少直接因爲床笫問題爆發衝突，反倒爲了其他事情爭吵，如金錢、婆媳問題、誰洗碗、擠牙膏的方式等等。很少人知道，眞正的問題癥結出在性事不合。

四年之癢引發的問題

我從事諮商工作多年，幫助很多人走過感情低潮。我通常會解釋上述性知識，說明性生活對伴侶或夫妻關係的影響。一聽到性事不合，許多當事人恍然大悟，終於明白爲什麼他們的關係會出問題。

我輔導的兩個個案特別明顯。第一個個案是一名男士。他來找我，說他剛結婚，很愛他的老婆，但碰到一個問題。我進一步追問，他透露，婚後沒幾天，他認識一個新女友，有了肌膚之親。

我聽了大爲震驚，可是之後他告訴我更多關於他和妻子的故事，我立刻明白發生了什麼事。婚前，他與妻子交往超過五年。戀愛期超過四年，這代表他們結婚時，戀情已經變調，但他們仍然彼此相愛，只是性生活大不如前。現在，他們的愛比較像家人，而不是愛人。

他對新女友眞的有奇妙的化學反應。可是他很困惑，因爲他愛上新歡的感覺，就像當年與妻子墜入愛河一樣，只是他現在仍愛著妻子。他想要我告訴他該怎麼辦？他應該向妻子坦白嗎？儘管他仍愛著她，他應該離婚嗎？還是繼續偷腥，以維持生命的熱情？我很快會揭曉答案。

先讓我告訴你另一個案例。這位當事人是女性，有四個穩定的男朋友，當然他們都不知道彼此的存在。對我來說，這是一個不尋常的案例，因爲女人往往比男人更想要固定的性伴侶。男性荷爾蒙使男人想要擁有多個伴侶，女性荷爾蒙則完全相反。一夜纏綿後，女人體內會釋放大量催產素，這種荷爾蒙讓女人想把兩人的關係定下來，共組家庭。催產素使女人的專注力放在跟她做愛的那個人身上，拒絕別人的追求。

這位小姐問我，是否可以運用我所知道的生命密碼、直覺力或其他方法，來預測哪個人將來會有錢，這樣她就可以嫁給他，放棄其他追求者。顯而易見，她愛金錢超過愛其中的任何一人，但事實上，她問我這個問題，顯示她體內的催產素發揮了作用，逼迫她只能選擇一個。

我的建議是什麼？我奉勸那位男士必須做出決定……正宮或小三只能留下一個。他不能繼續欺騙他的老婆。對她撒謊是不道德的，也不健康。她遲早會發現眞相，屆時會受到莫大的打擊。如果他眞的愛她，怎麼忍心傷害她？如果他決定與妻子攜手走下去，就必須尋求專業意見，重拾對性生活的熱情，因爲有很多方法可以解決。

要是他決定離婚，選擇跟外遇對象在一起，我告訴他，他對她的「瘋狂愛戀」頂多只會維持四十八個月。如果遭遇其他問題，如錢財、婆媳問題等，甜蜜期甚至更短。我鼓勵他留在老婆身邊，因爲她已經通過時間的考驗，證明她具備忠貞、愛他、誠實與同情心等特質，讓他一往情深。他同意我的看法，決定與老婆一起共度。

對於那位小姐，我的建議比較實際。根據我對女性荷爾蒙作用的瞭解，我曉得她爲什麼問我這個問題；她只是想找個男人，給她未來的孩子一個最安全、最穩定的家。不過她不明白的是，很少有人能夠變成有錢人，而且永遠有錢。針對富裕人士所做的一些研究顯示，大多數有錢人在致富之前，至少破產過兩、三次。他們記取破產的教訓，學會怎樣守住錢財。

詢問哪個男人將來會多金，並不保證她未來會有一個穩定的家。即使我告訴她哪個男人最有潛力，而且最後預言成眞、那個人成功致富，也不能保證他會死心塌地陪在她身邊！

她應該要問，爲什麼自己會根據賺錢的潛力挑選人生伴侶？她應該試著找一個能跟她產生奇妙化學作用的人，一個她愛、而且也愛她的人，一個値得信賴且相處融洽的人。這些條件要比將來多金更重要。

我直接向她提出這個看法，並且暗示她只關心金錢。或許是缺乏自信，追逐金錢才會成爲要事。如果她變得更有錢，會更有信心。接著她告訴我，我說的可能有道理。她來自一個破碎家庭，很沒有安全感，無法忍受孤獨。這就是她交那麼多男朋友的原因。她對愛情沒有信心，只專注於財富，就像一首有名的歌曲所說的：「鑽石是女孩最好的朋友！」

我給她的建議是她需要解決害怕孤獨的問題，並增加自信心。她是一個聰明美麗的女孩。如果她能讓自己更堅強、更健康，找到眞愛並非難事。兩個健康的人廝守終生的機率最高。

其實，這個建議對每個人都大有助益。無論是朋友、父母或子女，還是性關係，想要建立健康的關係，首要條件是保持身心健康。有健康的身心，才有機會創造一段健康的關係。

一切都從瞭解自己開始

建立並維持一段健康的關係並非易事，需要花很多工夫經營。人會變，荷爾蒙會變，健康、財務狀況也會變，世事更是變幻無常，每一次改變就對關係形成新的挑戰。怎樣才能照顧好自己，承擔起所有的責任又照顧好伴侶呢？

大多數人連自己出了什麼狀況，都搞不清楚，更不用說要如何照顧好自己。他們被工作和家庭責任壓得喘不過氣來，一天結束時已經累到不想做愛，因而冷落了另一半。結果性生活次數減少，導致荷爾蒙不穩定、脾氣暴躁、情緒轉變、激情逐漸冷卻，慢慢成了室友。兩人單獨相處的時間也愈來愈少。

對有些人來說，情況甚至更複雜。他們根本不知道自己的性取向。如果不曉得自己想要什麼，又怎麼知道自己的性生活滿意度？我曾經有一個個案的當事人，女性，二十歲出頭便結婚，婚後才有了第一次性經驗。她很快發現，她不喜歡和丈夫行房，總覺得不太對勁，好像少了點什麼。有一天，一個女同性戀朋友和她親熱，兩人發生了性關係。那是她人生中第一次發現自己的性取向；她意識到自己是一個女同志。

我曉得很多男人有相同的經驗。他們已婚，但從來沒有滿意的性生活，直到有一天接觸到男同志，才「找到了自己」。這種情況比你想像的還要常見！

關於過去的受虐經驗

對於曾經遭受性虐待的人，正常的性生活幾乎遙不可及。這樣的人可能很成熟、聰明、愛得很深，卻無法享受雲雨，覺得性帶來的是痛苦，不是歡娛，於是一味的想逃避。這當然會傷害一段關係，甚至最後導致關係全毀。如果你是性虐待的受害者，請務必尋求幫助。如能接受某種形式的心理治療，例如舞蹈動作治療、藝術治療，加上自己的努力，緩解過去創傷引發的情緒困擾，在理想的狀況下可使創傷癒合。談情緒釋放的第五章介紹了各種方法，可以幫助你達到這個目標。

如何建立健康的性關係

如果你爲荷爾蒙所苦，包括不舉、缺乏性欲，便要優先解決荷爾蒙的問題，再努力改善與另一半的關係。針對這一點，本書談食物的那一章提供了重要的資訊。至於維持荷爾蒙平衡，最重要的是食用正確的油脂種類和數量，同時降低澱粉和糖的攝取量。此外，還需搭配規律的運動與適當的伸展，以減輕壓力，並且早點就寢，從各方面努力建立健康的生活方式。

如果你與伴侶在一起的時間超過四年，激情正在消褪，有很多可以幫忙重燃愛火的方法。除了性治療師的專業協助，坊間很多探討這個主題的好書，都可作爲參考。和對方分享性幻想，也是一個有效的辦法。性愛是一種肉體與大腦的作用，所以必須進入對方的腦袋。如果沒有性幻想，不妨看色情片或成人書籍輔助，找出會讓你興奮的情境。

分享彼此的性幻想，需要充分的愛與信任。有時候，性幻想的情節太過驚悚、怪誕，讓當事人不願意承認。有時性興奮來自於同性，因而更難以啓齒。可是如果眞的想挽救你們的性關係，這個方法值得一試，因爲它確實有用。一起分享性幻想，讓你們更親密，可大大增強性快感。此外，你會發現這些看似尷尬的幻想，經過討論之後，不僅能增進雙方的親暱感，原本索然無味的一切變得更有趣，幻想也會跟著起變化，引發新的幻想。只要你的伴侶知道你的祕密，且願意和你分享他的，就能讓性生活充滿驚奇。

做愛不能光說不練，實戰方面也有很多技巧需要學習，尤其要善用你的嘴、手或其他可使對方達到性高潮的方式。遺憾的是，這些技巧通常是專業妓女的祕密。很少有講座教授這樣的事情，因爲這類課程在大多數國家屬於非法。但是，如果女性能學會這些技巧，就可以挽回很多婚姻，這是千眞萬確的！假如家花比野花香，所有的人（男性多於女性）都會待在家裡了。

對於難以達到性高潮的婦女，坊間有很多關於這個主題的書籍可供參考。我建議尋求女性性治療師的專業意見，請她幫忙找出問題所在。性高潮障礙常見的原因是，女方和伴侶在一起無法獲得足夠的安全感，以致難以充分放鬆，不容易達到性高潮。多費點心思增加女方的安全感，例如拉長親熱的時間、與伴侶多溝通，並借助振動器或其他情趣用品，久而久之，就可能帶來高潮體驗。

還好，人類的神經系統會因爲刺激而成長。如果很少做愛，可能會欠缺達到高潮的神經連結。解決辦法就是規律的性愛，可以獨自探索，也可以和一個能讓你信任與放鬆的人享受閨房之樂。最後你的努力都會得到回報。

關於自慰

如果性生活中有一方的性需求超出伴侶的負荷，這時該怎麼辦？可以靠自慰解決。不過，這也有一些問題存在。如果伴侶單獨自慰，對方的感覺可能很糟糕。他可能會問：你爲什麼不跟我做？難道你不愛我嗎？難道我不夠好？這時最好多溝通，並瞭解爲什麼自慰是解決性欲不平衡的一個重要選項。

自慰最大的問題在於，它不是一個非常有效的性宣泄方式，不能代替你和伴侶之間的魚水之歡，只能補充正常性生活的不足。如果太常靠自慰解決生理需求，會對自己的伴侶萌生不滿。自慰不能滿足眞正的需求，內心的怨懟會一直累積。他們開始抱怨說，自慰很無聊而且寂寞，爲什麼我不得不這麼做？我的另一半不滿足我，是怎麼了？難道他不夠愛我嗎？

我見過很多夫妻因爲這樣的情況，走上分手一途，這通常發生在性欲差異很大的怨偶身上。當雙方的性需求差距小，自慰尚可紓解壓力，要是差異太大，自行解決終究非長久之計。最後夫妻倆還是得面對性生活不協調的難題，如果兩人無法達成妥協，離婚也許是上上之策。性健康決定了身體的健康，爲了彼此的健康著想，分道揚鑣算是最好的選擇。

伴侶性欲旺盛，你疲於應付，會感覺壓力很大。有許多個案的當事人對我大吐苦水。有時是男士抱怨老婆不想做，性生活次數不夠，但也有很多女性數落老公不能滿足她們的性需求。如果夫妻的性欲相差太大，兩人分開會活得更快樂、更健康。

有一些有趣的研究，說明男女性需求的差異。對男人來說，性高潮很重要，因爲它會釋放累積的攝護腺液，維持攝護腺健康。女性則全然不同，因爲她們沒有攝護腺。她們的身體正好與男人相反。男人需要從性愛的過程中釋放東西，女人則需要從性愛中得到東西，這樣東西就是精液。顯然，精液中的睪固酮和其他成分，有助於女性體內荷爾蒙的平衡。

現在普遍認爲，沒有時常得到精液滋潤，容易造成女性憂鬱症、月經問題、缺乏性欲、對其他男人興趣增加等等。這意味著，夫妻要有眞正讓人滿意的性關係，男人的精液進入女性身體或許有其必要，無論是經由陰道、肛門或口腔。

可是這可能導致意外懷孕和性病傳染，所以現在才有這麼多人使用保險套。問題是，採取保險套或體外射精的避孕措施，女人得不到吸收精液帶來的好處。一些科學家認爲，這正是女性離婚和憂鬱症增加的原因之一。

我曾經和一對性生活不協調的夫妻談論這個問題。妻子需要每天做愛，而丈夫只能每週一次或兩次。他們彼此深愛，不想離婚，但這個問題很難解決，於是他們談到開放式關係，允許女方有其他情人。他們問我，這是否是一個好辦法。

增加性伴侶似乎是一個解決方式，可是事情並沒有這麼簡單。當一個女人從一個男人身上得到精液，她體內會釋放出催產素等荷爾蒙，直接加強這個女人和那個男人的情感連結。與不同的男人上床，其實會讓女人的感覺更糟，因爲與多個男人交往，會和她內心渴望專注於一個男人、進而共組家庭的內驅力有所衝突。

女同性戀關係當然不涉及任何精液交換，女同志也不是憂鬱症的高危險群。然而，有趣的是，她們是性生活頻率最低的一群。這或許可以從精液對女性的影響來解釋。吸收精液有助於提高女性的「性趣」與性需求，因此沒有精液的性生活，容易性欲減退、性趣缺缺。

關於避孕藥

看完上面所講的，你可能以爲吃避孕藥，既能得到男人的精液，又可防止懷孕，是不錯的主意。可是這又產生一個狀況。最新研究顯示，服用避孕藥的女性，會改變對男人的喜好與品味。爲了得到精液和預防懷孕而開始吃避孕藥，結果可能產生一個副作用：你不像以前那樣深深被丈夫吸引。

如何挑選合適的伴侶

以性為基礎的關係牽涉到這麼多複雜的問題，許多人不禁要問：我要怎麼挑選合適的伴侶。以前這不是一個重要問題，因為傳統上，由父母挑選子女的結婚對象。婚姻幸不幸福沒有那麼重要，只要夫妻倆善盡職責，生兒育女，這段婚姻就算功德圓滿。

當然，現在不同了。現代人追求快樂，想要愛情，渴望性生活美滿。要在同一個人身上找到這些東西，眞的不容易。所以你怎麼知道誰是合適的對象?當然，有許多事情必須列入考慮，例如財務狀況、成熟度、誠實與否，以及過去的經歷等，但很多人漏掉一項：奇妙的化學反應。如果你跟對方沒有化學反應，你們可以做朋友，但別想上床。少了化學反應，做愛會變成一種折磨。

你怎麼知道彼此間觸發了化學反應？一次邂逅，不消幾秒，就曉得有沒有。許多研究顯示，即使只是聞一下素未謀面的伴侶穿過的衣服，也能分辨自己是否產生化學反應。化學反應，無須解釋。當你遇到那個合適的人，憑直覺就能感應。如果你還沒有這種感覺，那表示你尚未遇到誘發你化學反應的人。

健康與人際關係

我提供上述資訊和建議，希望協助大家在人際關係中感到舒適，沒有壓力。但碰到不如意的事，難免會有情緒。人都有心情惡劣、疲倦、受傷害的時候，這時憤怒、恐懼、嫉妒等負面情緒便接踵而來。要保持健康，避免疾病上身，如何處理、釋放這些情緒，至爲緊要。因此，我們討論過的「情緒釋放技巧」（EFT）、舞蹈治療等技巧與療法，對於保持身心健康和維繫健康的人際關係，眞的有幫助。

第七章　無形力量的作用：疾病與療癒

各種能量療法

綜觀歷史以及幾乎全世界每一個文化，都有人相信疾病是由邪靈造成的。一些最古老的宗教，如薩滿教、猶太教、道教、印度教，都有驅魔或治病的儀式，其目的是清除人身上討厭的惡靈。

更接近現代的宗教，好比基督教，也有類似的信仰。聖經記載，耶穌曾藉由趕鬼驅魔爲人治病。按手在人身上，可將邪靈趕走，讓上帝療癒的能力進入人體。在美國電視節目中，經常可見這種按手儀式，基督教布道家按手在人身上，喊著諸如「魔鬼出來」之類的詞句。儘管有些病人宣稱這種治療根本是在演戲，但有些人確實得到救治。

這種通常歸類爲「能量療法」（energy healing）的治療方式，在中國叫「氣功」，在日本叫「靈氣」，在菲律賓有時會結合一些動物鮮血，產生更引人矚目的效果，稱作「通靈治療」（psychic healing），全世界大多數傳統文化都可找到類似的療法。

在台灣，某些道教寺廟提供來自神明能量的治療，人們坐在寺廟中，一名治療師在他們身上揮舞著香炷，通常邊做邊祈禱，許多人宣稱靠這種療法得以痊癒。我參觀過這類寺廟，取得這種療法的第一手經驗，我可以向諸位報告，事後我覺得很輕盈、神清氣爽，就像經歷一場沐浴，疲勞全消失了。

在希臘，人們會邀請東正教會教士到家裡舉辦儀式，據說能夠清除屋子裡的惡靈。儀式包含吟誦、祈禱、焚香、灑聖水。許多希臘人宣稱，這類儀式能幫助病人康復，或終結厄運。

同樣在希臘，也有類似台灣等地的氣功、靈氣或其他能量療法的傳統靈界治療（靈療），叫Xematiasma。這種療法相信，疾病和厄運是邪惡之眼或惡靈的力量控制了一個人或一件物體。

Xematiasma的治療過程，通常會要求人在治療師面前閉上眼睛，接著開始祈禱，要求惡靈離開你的身體，以獲得治療。有些治療師祈禱時很安靜，有些聲音很大。有些治療師有祕密的祈禱方式，不與人分享，有些人只是祈求上帝的幫助。許多人宣稱這種療法能讓疼痛緩解，更嚴重的健康問題也能痊癒。我從阿姨和祖母那裡獲得很多這方面的經驗；我可以告訴大家，這種療法也給了我在台灣及過去接受靈氣治療時，所體驗到的那種正面、清新感覺。

安慰劑效應？

對於這樣的現象，科學界宣稱都是安慰劑效應使然。安慰劑效應是人們熟知的一種機制，可以單靠信念來治癒疾病或製造疾病。醫生常利用這種效應，治療對尋常醫藥沒有反應的患者。他們告訴病人，將開立藥效更強大的新藥物，但實際上給的只是糖片，令人難以置信的是，約有半數病例真的治癒了！

所有的治療皆包含安慰劑效應。愈是信任醫生，治療的效果會更好。這就是醫生和護士穿白色制服，看起來像醫院工作人員的原因之一。他們看起來愈專業、愈可靠，治療的效果愈大。世界各地的傳統治療師大都採取類似的作法。薩滿教祭司、巫醫，甚至道教和希臘東正教教士，乃至其他宗教的治療師，都會穿著獨一無二的衣服，讓人們更尊重、更信任他們。

安慰劑效應在所有各種治療中起作用，無疑也包括靈療。不過，這不能解釋一切。世界各地這類療法當中，最令人嘖嘖稱奇的事例之一出現在巴西。

靈療在巴西有著悠久的歷史。靈療師中有些人宣稱，他們被一位德國老醫生阿道夫·弗里茨（Adolf Fritz）的靈魂附身。事實上，弗里茨醫生在一次世界大戰期間去世，據稱他的靈魂於一九五〇年代附在一個名叫哲·艾里戈（Ze Arigo）的人身上。附身這件事讓哲·艾里戈成爲心理醫生，醫治了成千上萬名病人，直到他死於一場車禍。

弗里茨的靈魂後來轉移到同樣在巴西的奧斯卡及艾迪瓦多·魏爾德（Oscar and Edivaldo Wilde）兩兄弟身上。他們醫治了許多人，後來也死於嚴重車禍。

弗里茨的靈魂接著又轉移到婦科醫生奎羅斯（Edison Queiroz）的身上。他醫治了成千上萬人，直到一九九一年被人刺死。接下來，弗里茨的靈魂轉移到盧本斯·法利亞斯（Rubens Farias Jr.）身上，他醫治的病人超過五十萬，目前還在巴西行醫。

不需麻醉的靈療手術

你或許懷疑這些報導，我原先也是，直到身爲營養師和另類療法治療師的家父告訴我以下的故事。

多年前，家父走訪夏威夷，遇見一名來自瑞士的男子，他罹患大腸癌已到了末期，經歷所有可能的手術、化療及其他治療方法，皆無濟於事，癌細胞已蔓延到他的肝臟。由於只剩下幾個月的壽命，他便來到夏威夷等死。

那時，他非常虛弱，且承受巨大的痛苦。家父給了他一些健康方面的建議，他見病情迅速改善，便要求家父提供更多良方。家父用暗視野顯微鏡檢查他的血液，以瞭解其免疫系統強度，同時確定最佳的營養配方。他建議的療法包括一套排毒計畫，在確認食物等各種過敏原之後，大幅更改他的飲食，增添了營養補充劑，家父和我還為他開發了一套光線治療設備。

一個月內，這名病患恢復了大部分體力，認為自己已被治癒，逃過一死，便返回瑞士。接下來幾個星期，他的健康又開始惡化，主要是因為他沒有遵照嚴格的飲食要求。於是他邀請家父前往瑞士就近照料他。家父去到那裡，經過一個月適當的營養供給，他又恢復了健康。

過了幾個月，儘管他的健康狀況穩定，但他抱怨說，不想繼續嚴格地控制飲食，他想尋找一個一勞永逸的治療方法。這位病患說，他聽說過巴西靈療師的事跡，相當著迷，希望前往嘗試那種療法。他要求家父陪同前往，於是他們一同飛到巴西去見奎羅斯醫生。

經過漫長的旅途，他們終於來到奎羅斯醫生的診所與他見面。得知家父的背景，奎羅斯醫生對家父相當有興趣，邀他參觀診所。家父告訴我，當他看到奎羅斯醫生拿著一把小刀四處走動，在沒有任何麻醉而病患又不感到疼痛的情況下，切開病人身體移除腫瘤或治療其他病症，他非常震驚。奎羅斯醫生會拿刀在地上刮，讓家父看到這刀很不乾淨，甚至吐口水在病患的傷口上，然後面帶微笑看著家父。他將壞的組織從傷口割除後，就把皮拉上，並不縫合。患者會流少許的血，而後返家，幾天內在未受感染的情況下康復。

家父轉述，一名病人背痛很嚴重。奎羅斯醫生要家父仔細看，然後拿起一根很長的針，扎進靠近疼痛部位的脊椎，要求家父將針拉出來。

家父用力拉，卻無法將針拔出來。奎羅斯醫生說：「來嘛，更用力拉。」家父的雙手確實很有力，結果他太過用力，把針拉斷了。奎羅斯醫生笑道：「哇，這麼強！」接著，他握住斷掉、還扎在脊椎的針頭一端，輕輕拉出來，彷彿這根針是扎在奶油裡一般。家父非常吃驚！這一切怎麼可能？難道眞的有靈力在作用？

奎羅斯醫師接著治療家父那位病人，只見他手持一把類似廚房裡的刀具，將他的腹部切開並取出大量腫瘤。在清除那些癌細胞後，又把皮膚拉在一起，而後根本沒縫合，只拿了一些棉花棒壓在傷口上。家父看著他的病人，驚訝地發現病人並不覺得疼痛，而且幾乎沒流血！家父將病人帶回飯店，幾天內傷口便癒合了，彷彿被縫起來一樣。

他們回到瑞士，這位病人看來比以前健康許多，也非常開心，因爲他相信自己已經痊癒，沒必要再遵行家父訂定的嚴格飲食計畫。家父被告知對方不再需要他的照顧，便離開了瑞士。

接下來數月一切安好，直到有一天，家父突然接到一通緊急電話，要他重返瑞士。他的病人健康急遽惡化，再次需要他的協助。家父抵達當地後，病人告訴家父，他沒有遵循飲食計畫，因爲他認爲自己的病好了。這時他才瞭解這樣不對，他要求家父制訂一個新計畫。家父爲他檢查之後，發現他的狀況比以往任何時候都差，擔心他這次眞的沒多少時間可活了。

儘管病情嚴重，也請家父提供協助，但他聽了嚴格制訂的新方案後，又發出抱怨，宣稱他不想遵行。他不能忍受沒有小麥製品和巧克力的生活！因此堅持要家父協助他再去見奎羅斯醫生。這一次，他的病情太過嚴重，不能前往巴西，便要求家父安排奎羅斯醫生前去了瑞士。

幾天後，奎羅斯醫生抵達瑞士。在機場，他很高興再次見到家父，透過一名口譯，家父向他說明了情況，隨即帶他到病人家。奎羅斯醫生看到家父在病人房裡設置了一部暗視野顯微鏡。他要求家父準備一片載玻片，他想讓家父看一些東西。

家父準備好載玻片，奎羅斯醫生便拿了一把菜刀，將病人的腹部切開，再次取出大量腫瘤，然後，放了一小塊腫瘤於載玻片上，要求家父用顯微鏡看一看。家父看見了癌細胞，他有二十年的行醫經驗，可以輕易地辨認出來。

接下來，他要求家父準備另一塊載玻片。家父照做。奎羅斯醫生將一根手指插入病人的直腸，另一隻手的手指則伸進自己的喉嚨，開始對著垃圾桶嘔吐。大量黑色物質從他嘴裡吐出，但氣味不像嘔吐物。可見這是不一樣的東西。

奎羅斯醫生拿了一些嘔吐物樣本，放在顯微鏡載玻片上，請家父將它與先前的腫瘤載玻片比較一下。家父簡直無法相信。嘔吐物包含與病人腫瘤一樣的細胞。奎羅斯醫生讓病人吐出活的腫瘤細胞！

奎羅斯醫生盡他所能地清除腫瘤細胞，而後和先前一樣，將病人皮膚拉回、閉合傷口，再壓上繃帶。不久，病人睡著了，家父問奎羅斯醫生對病人的情況有何看法。癌症爲何復發？他能康復嗎？奎羅斯醫生爲病人治療時，神情恍恍惚惚的，目光呆滯。他抬頭看著我父親，表情很奇怪。他說病人業障很重，有太多邪靈在其身上，恐怕沒救了。果然如他所說，幾個星期後病人便宣告不治。

今天在巴西，有許多靈療師，包括和奎羅斯醫生一樣、靠弗里茨醫生的靈在行醫的盧本斯．法利亞斯，還有「天主的若望」（John of God，即「上帝的約翰」）。他的網站有許多經歷神奇治療的證詞，有些人甚至只是在他的診所外打坐冥想，便能痊癒。

靈療眞假二三事

靈療究竟是眞的，抑或只是安慰劑效應？你若是問家父和其他擁有第一手經驗的人，他們會說是眞的。安慰劑效應不能讓腫瘤細胞出現在醫生的胃裡，讓他嘔吐出來！雖然這種案例未經科學測試，我們可以說，關於療癒，肯定有許多我們還不曉得的事。靈療至少在某種程度上，非常有可能是眞的。

我個人也從事過某種形式的按手療法，並經歷了科學無法解釋的驚奇事件。例如，我治療過一名年輕女孩，她因一場車禍雙腿癱瘓，她的男友也在那次事故中身亡。經過大約二十分鐘的治療，她開始尖叫，雙腿竟然開始移動！

我也去過希臘一些教堂，這些教堂裡的聖像因具有療癒能力而聞名。我永遠不會忘記在蒂諾斯島（Tinos）的一次經歷。當地一座著名的教堂有一尊著名的聖像坐鎮其中，常有世界各地的遊客慕名而來，其中有不少人聲稱被治癒。

當我走向聖像時，我發現我的毛髮豎立。那裡必定存在某種能量，像溫暖的電流一樣能穿透人體。它給我一種暖和、平靜且充滿活力的感覺。

世界上有許多像蒂諾斯的地方，擁有神奇的治療紀錄，好比法國盧爾德（Lourdes）具療效的聖水、美國新墨西哥州奇馬約天主教堂（El Santuario de Chimayó）、印度牧杜薩米（Muthusamy）神廟等。這些地方必定擁有某種安慰劑效應以外的療癒力量，因爲去到那裡，眞的會有某種溫暖、祥和及充滿活力的感覺。

當然也有假的靈療師，這些人善於擺布，只是利用騙術讓別人相信他們有某種靈療能力。就像我先前提到的，菲律賓的靈療常用血來吸引人們注意。這些通靈外科醫生手上的血，讓群眾相信他們眞的可以單單用手指切入人體，直到有記者調查發現，他們手中其實握著雞或豬的血包，在捏病人的皮膚時，順便將血釋出。

菲律賓這類的欺騙手法，讓大多數人懷疑靈療的眞實性，對所有的靈療失去信心，這是很糟糕的事。靈療眞實且有效，涉及某種療癒能量的轉移，結合了安慰劑效應以及對治療的開放心態，足以創造出奇蹟。

靈界眞的存在嗎？

一旦嘗試靈療，且能得到第一手經驗，接下來這個問題就浮現了：靈界是否眞的存在，就像大部分靈療師所相信的那樣？許多人見證了與天使、魔鬼和其他鬼神接觸的故事，但這些報導究竟是事實，抑或只是想像？我自己有很多這樣的遭遇，因此我相信它們是眞的，但眞實與否，留待各位讀者自行研究、證明。

我的第一次經驗是在我六歲時。我們家篤信基督教，我父母經常向新朋友宣講聖經。有一次，我去參加一個這樣的查經班，門口有一名男子站在家父身邊，兩人一起討論聖經。他們深入討論我無法瞭解的話題，這時，我突然見到一道明亮的光，矗立在家父身邊。

我抬起頭，見到父親身旁有一道亮光，呈現一個男子的輪廓。他比家父高許多，身高超過七呎（二一三公分）。我逐漸看清楚他的面貌，他低頭看了看我，面帶微笑。我記得我的身體變得僵硬，全身毛髮都豎了起來，感到一股像電流般的能量貫穿我的體內。我的身體因害怕而緊繃，很快我便動彈不得，呼吸愈來愈困難。

他看見我的反應，卻繼續微笑，看著我，說：「迪米特里（Dimitri，編按：作者的希臘小名），你未來將有一項使命！」我的身體愈來愈僵硬，只能用雙眼緊盯著他的臉。就在我快要暈倒時，他消失了。

這件事太過震撼，我一輩子都忘不了，但接下來四十年，我從未告訴過任何人。幾年前，家父告訴我一個故事，大約發生在我們家從希臘移民到加拿大時。他告訴我，他的第一份工作在一間機械工廠。他不太會說英語，生活非常艱難，那時他的工作是切鋼板，再用車床和其他機器修整。這並非他夢想中的工作，但待遇很好；對我們家來說，是個好的開始。

有一天，一塊熱鋼片從車床射出，擊中他的眼睛，而他竟然忘了戴護目鏡！他立刻被送到最近的醫院，他被告知會失去水晶體，那隻眼睛很有可能再也看不清楚。接下來幾個星期，經過幾次手術，醫藥費用愈積愈多。由於他沒有戴護目鏡，工人賠償保險不予理賠。

家裡的錢快用完了，就算只剩一隻眼能看，他還是想試著返回工作崗位。問題是，他已經失去了原先的工作，要找到新工作不是件容易的事。沒有人會僱用一名只有一隻眼睛、英語又很差的機械工人。

他開始認爲加拿大的生活已走到盡頭。沒有工作、沒有保險支付醫療費用和生活開銷，我們沒有辦法在加拿大待太久。他考慮放棄一切回到希臘。他是非常虔誠的人，常常爲了眼前的處境禱告，尋求上帝的指示。

某日下午，他前往溫哥華港釣魚（這是溫哥華過去很普通的休閒）。那一天他發現港邊沒有半個人影，這很不尋常。但不管怎樣，他還是獨自坐下，等魚上鉤。當他喝了幾口自己釀製的葡萄酒（一個義大利裔鄰居曾教他釀紅酒，我還記得我們家地下室擺滿了酒瓶，味道就像釀酒廠），一名非常高大的男子走過來和他打招呼，對方說了一句「雅搜（yasou）」，這是典型的希臘問候語，而後叫了家父的名字。

家父先前在靠近港口的一間機械廠工作，做過一些貨櫃船的零件。其中許多船上有希臘船員，因此他猜想這必定是他以前認識的人。他轉身看這名男子，但認不出對方的臉；他想大概是因爲他只有一隻眼睛，所以看不清楚。儘管他不認識此人，還是決定善意回應，因此回了一句「雅搜」（希臘人對問候典型的回應）。

這名男子於是問家父，眼睛現在怎樣了。家父開始覺得奇怪，因爲知道他發生意外的人不多，但還是回應了對方，告訴他，財務方面情況很糟，因爲工人賠償保險不會支付他一毛錢，他沒辦法找到新工作，現在唯一的出路是回希臘。

男子笑了笑，說：「你在講什麼？你不該去管工人賠償金，因爲你是移民，你是由移民保險承保的！打電話給移民局，他們會告訴你！」

我爸非常驚訝，再次轉過身來看這個人，但他不見了，那裡什麼也沒有。這名男子就這樣消失在空氣中。家父趕緊回家，打電話給移民局。

移民局官員說：「先生，您去哪兒了？我們一直在找您。」顯然，新移民應該告知移民局他們的動向，而我們卻沒有這麼做。他問家父目前情形如何，家父把意外相關的事一一告訴他。果然，就像神祕男子所說的，移民局官員告訴家父，就算他拿不到工人賠償保險理賠，也受一種特殊移民保險的保障。不久，他拿到足夠的錢支付醫院費用和其他帳單，決定全家繼續留在加拿大。

家父接著告訴我，他相信他在港口遇到的男子事實上是一位天使。於是，我把我小時候看見天使的故事講給他聽，並詳細描述他的身高和五官等細節。家父很震驚，他確信我們看到的是同一位天使。

科學證據以外的事物

生命是我們肉眼看到的所有物質，還是背後另有更多看不見的無形生命？宗教、神祕主義、靈媒，甚至好萊塢電影告訴我們，宇宙間有許多事情超出人類的理解，但就像我說的，除非親身有過靈異經驗，不然沒有人能說服你。幾乎沒有科學證據能證明靈界存在，至少目前是如此。

就我的眞實經歷而言，除了我在本書分享的故事以外，還有不少撞鬼等其他靈異經驗，其中一些收錄在《直覺力》這本書。我相信發生在生活周遭的許多事情，並非外表看起來那麼簡單。有很多看不見的因素影響著我們的生活。是否能證明那是因爲靈界，或是受到一些至今不爲人知的事物所影響，並不是那麼重要。重要的是，冥冥之中有一股力量，知道我們人類對於現實世界和這個宇宙的瞭解有限，因此給予芸芸眾生更多治療病痛和自我保健的方法。

你可能不想接受靈療或靈界存在的說法，但有很多證據顯示，人類與眾生之間的無形能量如何互動。例如，許多男人在妻子生產時，會覺得自己的骨盆疼痛，這被稱爲「同情痛」。有些男人還會跟孕婦一樣，出現體重增加、害喜及荷爾蒙改變等症狀。這在醫學上稱作「擬娩症候群」（Couvade syndrome），又稱爲「感性妊娠」（sympathetic pregnancy）或假性懷孕（phantom pregnancy）。

移情作用與共振頻率

沒有人知道爲什麼會發生這種情況，但是根據我自身的經驗，移情作用的發生，遠遠超出大多數人的領略。我在洛杉磯接受脊骨神經科實習訓練的時候，首度有了這種體會。那時，我負責治療患者的頸、背和其他部位的疼痛問題，患者步出診間時覺得病情好轉，可是我卻感覺到身體疼痛，疼痛的部位與他們的患部相同。我也發現，自己身體的疼痛程度，與病人疼痛緩解的情況有關。通常他們的症狀改善得愈多，我就痛得愈厲害，彷彿他們的病痛跳到我身上了。這對我來說，可不是好玩的事，但非常有意思。

這樣過了幾個月，有一名病患打電話來，說她頭痛欲裂，必須取消門診預約。在跟她講電話的同時，我開始頭痛。這名病患突然不說話，沉默了半晌後，告訴我說，我是個神奇的醫師，因爲在聽到我的聲音之後，她的頭痛症狀已經消失，現在可以來接受治療了。掛斷電話時，我的頭痛得要命，這時我意識到必須搞清楚這是怎麼回事。這種情況必須停止，不然我就得轉行！

經過仔細研究，我終於明白這是如何發生的，並找到保護自己的方法，我在《直覺力》這本書都有詳細的解釋。總之，這個方法是基於對頻率的瞭解。每個人都有一個頻率，敏感的人可以輕易地調整到別人的能量。當兩個頻率相同時，能量會從一個人轉移到另一個人。在物理學中，這就是所謂的共振頻率。每個物體都有共振頻率。如果你能創造出一個聲音，而這個聲音正好是一個物體的共振頻率，這個物體就會開始振動，甚至解體！

對我來說，重點在於，要停止感覺到患者身上的疼痛，就不能調整到他們的頻率。我勢必得避免自己的頻率變成和他們一樣。要如何做到這點，請參閱拙著《直覺力》，或者參加我的直覺力訓練研討會。

沒有事情是偶然發生的

林林總總看似巧合的事件，其實並非巧合，而是無形的力量在作用。有些可能來自靈界，有些可能是你周遭的人散發的能量，有一些或許是你居住的地方釋出的能量，也就是中國堪輿學的風水之說。

中國古代的大夫收治一名病人，治療的一部分是檢查病患的居家風水，確定是否有負面能量傷害這名病患，並建議藉由改變住家擺設的方式，清除負面的能量，找回健康的能量。

人們可以不透過語言，就能感應到對方的許多事情，就像我在自己的診所經歷過的。許多人可以感覺到自己所愛的人身陷困境，即使雙方相距數千里遠。俄羅斯人曾經對兔子做過實驗，發現兔寶寶被殺死的那一刻，兔媽媽的心跳速率會改變，縱使兔寶寶在環繞地球軌道的太空船上，而兔媽媽在俄羅斯的實驗室，情況也是一樣！

我們透過某種強大、但無形的方式，彼此相連，也與外在環境相連，這是難以否認的事實。這些連結影響到我們的身心健康。如果你眞的想保持健康，還必須學會變得敏感，才能保護自己，避免受到不健康的無形能量的危害。

要做到這一點，你需要變得更有靈性，更有悲天憫人的胸懷。你需要敞開心胸，接受生命有可能不只是我們所想的那樣。生命有更多的潛能。對所有事物抱持開放的心態，可以引領我們開啓療癒的潛力，否則將不得其門而入。這種思維方式會產生很大的力量。

第八章　找到生命的目的

有人問我，有沒有不費吹灰之力、簡單又輕鬆的保健辦法？有沒有不用吃藥、補充營養素、規律運動、早睡、控制飲食、改變生活習慣，卻能改善健康的方式？我的答案是：活下去的堅強意志。

活下去的意志廣為醫界所知。它是人類體內最根本的驅策力，深植於意識層與潛意識層，透過身心連結，匯聚體內一切資源，協助我們度過人生難關。有了它，我們可以克服難以想像的逆境與挫折、戰勝絕症與重創。少了它，僅僅一個意外、普通感冒、本來不應威脅生命的遭遇，都可能奪人一命。

相關研究一再顯示，活下去的意志可以提升免疫系統，直接影響壽命長短。比如說，年老體弱的人很可能在耶誕節、復活節等長假，或是生日等有紀念意義的日子之後，與世長辭，這現象在華人世界司空見慣。不成比例的老人家在中國農曆年長假之後就這麼走了。為了過農曆年，華人往往旅行數千英里，返家和家人團聚。一些老人家拚命活著，爲的就是再見到家人最後一眼，才肯嚥下最後一口氣，進入另一個世界。

本書第一章提到，根據研究，約七成民眾退休後不到兩年過世，而這無關退休年齡早晚，有無活下去的意志才是關鍵。人有事做，才不會感覺虛度人生，生活沒有意義。有些人也許對工作不具熱情，但至少每天早上有逼自己起床的理由，而這有助於強化活下去的意志。一旦停止工作，活下去的意志跟著下降。若找不到其他活下去的理由，免疫系統也會跟著大幅減弱，進而無力對抗心臟病、中風、癌症或其他重症。

如何找到活下去的意志

活下去的意志出自想完成某個目標的決心與毅力。愈有熱情，投入的決心愈強，活下去的意志也愈堅定。堅信自己的人生有其目的與意義，不惜任何代價務必完成某個目標與使命，活下去的意志就愈堅定。

有了活下去的強烈理由，對人生的態度也會更正面積極。一旦碰到難關，不會自憐或埋怨，認爲自己是受害者。你坦然接受人生丟給你的一切課題，因爲你才是全權作主與選擇的人。不管情況多惡劣，你會保持平常心，努力不懈，永不放棄。

有了活下去的意志與目標，會讓你保持清晰的思路，善用智慧與體能，走出最極端的困境。別人放棄的地方，你繼續前進。別人動彈不得、絕望無助到連自己都救不了的地步，你卻能不慌不忙，輕鬆以對，不僅自救還能救人。

人生有各式各樣的目標有待完成，但並非所有目標都能激勵強烈的求生意志。爲了讓大家更清楚這點，我們將目標分成兩大類：一類意在取之於社會，另一類意在回饋於社會。

強烈活下去的意志出自於回饋社會，而非取之於社會。諸如求利、爭名、追求其他實體經驗等人生目標，皆有其侷限，因而壓抑求生意志的力道。不管你想從自己的人生、他人、社會中得到什麼，能夠得到的畢竟有限。你的壽命有限，所以能夠享受與消費的東西也有限，像是能夠在全球攬勝的地點有限，能夠擁有的體驗也有限。此外，一旦得到嚮往的東西，如願完成目標，等於少了可以奮鬥與求生的東西。

舉例來說，若人生僅以賺錢爲目標，一旦賺夠了錢，得償人生所有想做的事之後，接下來還有什麼可爲呢？我有個朋友，非常熱中於賺錢，傾盡所有時間與精力於掙錢，這也是她覺得人生值得一活的唯一目標。她經營多層次傳銷，販售健康食品，事業做得有聲有色，很快便獲得拔擢。

但幾年後公司發生問題，她快速轉換跑道，加入另外一家公司，事業做得比之前還出色，成功坐上業務最高的位置。她終於賺到夢寐以求的財富，買了房子、車子、珠寶、華服，並盡情享受夢幻假期。但她實在賺太多了，苦惱著不知該怎麼花用才好。

有一天她告訴我，她人生最大的難題是不知為何而活，因爲她已經買下人生所有想要的東西。過了約十年，她死於心臟病，享年六十五歲。

「強烈」的求生意志來自於你能回饋社會什麼，而非你能取之於社會什麼。例如，改善他者的生活，他者可能是人類，也可能是動物、植物、環境。這麼做能夠激勵強烈的求生意志，因爲這個目標無侷限、無盡頭。你對社會的貢獻永遠沒有極限，你的目標與努力影響甚大，甚至在你死後還會繼續發光發熱。

選擇可以回饋社會的目標，是具備強烈求生意志的第一步，但並非唯一的一步，你還須進一步定義並釐清目標的內容。找出可回饋社會的東西，找到可全心投入，以及可發揮所長的興趣，這目標讓你不會虛擲生命，同時又能讓你發揮所有強項與能力。

全球的宗教與精神導師總是強調，人生的目的應該建立在給予及行善。瞭解這個崇高的目標，才是人生值得活下去的關鍵，有了這層認識後，往往會求助於宗教、冥想、大師、上師、薩滿、算命師、祭師、神祕主義，希望他們能替自己的人生目的與宿命指點迷津。

有些人的確找到活下去的理由，但多數人無法如願。精神導師能幫助自己變得更慈悲、善良、敏感、成熟，但不見得能助人找到該做的人生功課，進而對社會做出最大的貢獻。找到活著有理的最佳方式，並非追尋上師或向外求助，而應反求諸己，答案來自於自己的直覺力。

有人認為，直覺力是靈魂的聲音。但更務實地說，直覺力是察覺人生初次記憶所建立的感情、想法、夢想及熱情。直覺力也代表對內在與外在環境的變化保持敏感性。若你相信世上沒有巧合，認為宇宙發生的一切並非偶然或意外，深信凡事都有存在的理由，那麼內在或外在環境一旦發生變化，對你而言會是一種訊號，可能影響你的生活，甚至未來。

若想善用直覺力，最簡單也最基本的方式是努力想起年輕時（心靈與直覺力之間仍有牢固連結的年紀）最熱中的活動和興趣。五、六歲時，什麼東西攫住了你的想像力？幼時夢想長大後要做什麼？喜歡的東西之中，有什麼是不用費力就可漂亮完成？如果找到了喜歡的對象，接下來就是找出自己的強項與能力。

本書前面提到如何善用占數術，找到獨一無二的天賦。若你已從幼時最初的記憶裡，摸索出與生俱來的才華，占數術這套系統便能如虎添翼。若已知道自己熱中的主題或感興趣的領域，可以善用占數術，找出長項裡某個更獨特的長才，盡情發揮。

比如說，你自小擅長音樂，和我一樣，自小就喜愛音樂甚於一切。換言之，你有音樂方面的天分，但這種說法實在過於廣泛，無法據此建立一個強而有力的生命目標。你必須具體定義什麼樣的才華，可以透過音樂表現在外？舉例而言，你也許擁有作曲的才華，擁有逗觀眾開心的舞台魅力，或是擁有一絲不苟、講究細節這個符合古典音樂要求的條件，或是擅長傳統音樂風格標榜的情緒表現等等。

當然，還有其他林林總總透過音樂展現的長才或長才組合，若你能找出自己眞正擅長的項目，就愈容易發展這方面的長才，並找到發揮它並讓社會受益的方式。若你的音樂長才是透過音樂表演讓大家開心，等於擁有治療師、護士、醫師等多種角色，同時又能發揮你的音樂天分。除了音樂表演，你還有更多選擇，其中一些選擇可能讓你經濟無虞。金錢很重要，因爲有了經濟做後盾，才能投入全副心力發揮長才，才能精益求精，更上一層樓，無所保留地回饋社會。

若記不得自己幼時擅長或喜歡的興趣，也許可透過開發高階直覺力，找到答案。

開發高階直覺力

一開始得記住幾個要點，才能善用高階直覺力，找到自己的熱情及人生目標。首先，若想瞭解並開發直覺力，你必須接受世上沒有一件事是因爲巧合或意外而出現，所有事情之所以發生都有其理由。換言之，環境若出現任何變化，可能是體內突如其來的病痛，或是外界出乎意料的事故，都不是偶發事件，應該解讀成訊號、預兆、預警，視爲人生道路的路標，指點你何時該拿出魄力往前，何時該等待，何時該止步，何時該改變方向。它們是你體內的雷達導引系統，能帶你找到自己眞正的長才、熱情與人生至高的目標。

用這個方式解讀環境的變化，必須相信自己的直覺力，信任直覺力提供的訊息。對許多人而言，這一點很難做到，因爲無法以科學驗證直覺力的存在。許多人可能視之爲迷信，但其實並非如此。迷信指的是，一旦事情發生，代表你命中注定，例如打破鏡子代表會有七年厄運。這並非直覺力的精神與內涵。

直覺力是一種感覺，讓你注意到變化，有機會找出事情發生的理由。解讀過程具有建設性，而非認定這是命中注定。

瞭解迷信與直覺力是兩回事之後，就不難接受宇宙中的一切事物都有其獨特的頻率與能量，而且彼此相連。因爲彼此相連，所有行動背後，都有與之等量的反作用力。若你遇到改變，不論是體內突然冒出一個想法、一個直覺、身體哪裡疼痛，或是外在環境出現異動，例如一系列事件巧合碰在一起、意外事故、無預警事件等，都有其訊息與意義，需要運用直覺力解讀。

換句話說，你生活中經歷的變化和事件，都像你的理智和感情狀態的影子或投射。

這是因爲你的每一個想法和感覺，創造出你周圍的能量，並且與你周遭事物的能量互動。透過觀察和分析這些投射，可以瞭解與你的思想、情感和行爲有關的整體狀況。

這就是塔羅或其他類似占卜方法應用的原則。你問一個問題，這在你的體內產生特定的振動能量，然後隨機挑選幾張牌。由於事情發生絕非巧合，你選的牌並不是眞正隨機挑選，其振動能量與你的振動能量有關，所以反映了你問的問題，告訴你問題呈現的實際情況，並指引方向。你知道答案以後，就有機會改變思緒或變更計畫，進而改變你的未來。

直覺的進階運用，可以涵蓋塔羅牌解讀等占卜方法，可是各種類型的占卜都很沉悶、費時，還需要有解讀經驗的人幫忙解說其中含義。不妨把生活中的每樣事物都當成一種訊息，這是一種更快速且重要的直覺運用。你需要留意健康上的任何改變、突然不舒服或疼痛、稀奇古怪的想法、新的情緒，以及奇怪的夢境等等。也需要關心環境中引起你注意的任何事物。意外事故、事件發生的奇怪時間點、意外重逢和會面、遺失物品或迷路、覺得特別的事物、想到某個人的瞬間，就接到那個人的電話，以及其他種種大多數人認爲不尋常或怪異的事件。

你愈注意這些變化，愈會覺得不可思議，因爲隨時都有驚奇發生。許多人形容這種感覺，就像上帝站在你身旁，回應你的思考、感覺或做的事，告訴你對還是錯、走這條路是正確的還是災難。剛開始，你會覺得很可怕，可是一旦你使用它，學會信任它，就會開啓你的直覺力，一天二十四小時，隨時都有一套人生指引系統任你使用！這將幫助你找到自己的天賦，找到充滿熱情的人生使命與生存理由，以及許許多多改善生活品質的方法。

阿波羅的神諭指點迷津

以我個人來說，研究身心健康並決定當醫生，是我人生最大的轉捩點，這來自於一個不可思議的巧合。事情發生在我十八、九歲的時候。當時我對未來一片茫然，不知道自己的人生想要做什麼。當時我已在加拿大英屬哥倫比亞大學（簡稱卑詩大學）念完第一年的理科課程，並且進入工程學系就讀。問題是，我討厭這些科目。

迫於家庭的壓力，我去念工程系，可是我眞正愛的是音樂，尤其對敲打鋼鼓情有獨鍾。我第一次聽到鋼鼓樂團的演奏，是在一九七四年美國華盛頓州的斯波坎博覽會上。鋼鼓的音色讓我屏息，那次演奏讓我念念不忘。我們返回加拿大溫哥華之後，我對鋼鼓的迷戀，到了無法自拔的地步。我不惜一切代價，一定要玩鋼鼓，我已經找到我的人生志向！

我四處探詢，想買鋼鼓，但在加拿大的音樂商店遍尋不著。做了許多功課之後，我終於在一家公立圖書館找到一本很稀有的書籍，教授製作鋼鼓的方法。我的運氣不錯，借到溫哥華僅有的一本。

我立刻準備好必要的工具，找到一些四十五加侖的舊汽油桶（用來裝原油、液態化學品的那種），順利打造出一整組鋼鼓。奇怪的是，我發現製作方法很簡單，也很快領略鋼鼓的演奏技巧。然後，我教授身邊的朋友如何玩，並合組一支鋼鼓樂團。不久之後，我們開始在溫哥華表演。

因爲表演，我因緣際會認識了綽號「靴子」（Boots）的奧托·福斯汀（Otto Faustin）。他是著名的鋼鼓調音師與演奏家，從千里達移居到溫哥華。我單憑一本書打造出鋼鼓，令他印象深刻。他願意傳授我更多關於鋼鼓的知識。接下來幾年，只要一有空，我就跟「靴子」學習如何製作專業鋼鼓，也繼續玩我的樂團，還參加其他樂團的活動，在卑詩省各地表演。

放棄音樂生涯，繼續學習工程，是一項極爲困難的決定。在這條路上的每一步，我都在和自己的內心掙扎。可是，面對家庭龐大的壓力，加上自許做一個好兒子，我決定留在學校。

大學二年級結束，我去希臘度假。那時我眞的很不開心，心情沮喪。我討厭我的生活。腦海中不斷浮現一個問題：我該休學，追求音樂夢想嗎？悲哀的是，我只能想到這個可能性。因爲如果我向家人吐露內心的挫折感，他們一定會七嘴八舌地勸說：如果我「只是個樂師」，生活會多淒慘等等，排山倒海的壓力會令我招架不住。家庭的壓力大到讓我只好放棄再提這個問題，心想這是命中注定。

然後，有一天，我們全家到希臘中部的帕納塞斯山上、我母親的家鄉旅行。這個美麗小鎮就在德爾菲「阿波羅神殿」的正後方。阿波羅神殿是古希臘祈求神諭、預測未來最有名的聖殿。過去民眾常常去那裡詢問未來，光是排隊預約就是好幾個月，爲的只是找到人生的使命。據說誰控制了德爾菲，誰就可以控制全世界！

我從未造訪過阿波羅神殿，因爲距離很近，我詢問父母是否可以一日遊。徵求父母的同意之後，我們打算隔天前往。我非常雀躍，一路上遙想數千年前這座神殿的風華。如果生在那個年代，阿波羅神殿的女祭司或許可以告訴我未來何去何從。

我來到這個考古遺址，舉目四望，倍感失望。阿波羅神殿和周遭的建築僅存斷垣殘壁。幾千年來，歷經摧毀、重建，最後慘遭狂熱基督徒無情的蹂躪，神殿淪爲廢墟。這些基督徒大肆破壞，想讓這個古老希臘宗教銷聲匿跡。

我在古蹟附近閒逛，在一個旅行團旁邊停下腳步。一個帶團的導遊大聲講解這座神殿最初如何運作。未來眞的可以預知？這名導遊非常鐵齒。

她不停地重複，這間神殿是在騙人，講到我開始覺得厭煩，連忙轉身離開。因為我眞的聽不下去了。我也不相信未來可以預測，但是這座神殿完好如初時，我們都還未出生，根本不知道他們是否眞有他們宣稱的能力。此外，如果預測不準，怎麼可能有這麼多人去那裡祈求，有些人還排隊苦等六個月到一年的時間？況且那個年代有那麼多優秀的人，總不可能全部都被愚弄吧。

我一邊想著這些事情，一邊漫無目的地隨意亂走。我遠離了那些觀光客，來到一個不起眼的區域。那裡荒煙蔓草，散落幾塊破裂的大理石，沒有什麼特別之處，觀光客不會刻意走過來，但是那裡的風景很漂亮，我獨自佇立，內心感覺十分平靜。

我開始全身放鬆，一個問題突然湧上心頭，要是這個地方眞的有預測未來的力量，會怎樣？這裡可能還存在著阿波羅神或過去任何推動這股力量的能量嗎？摧毀神殿當然阻擋不了這個地方的能量。

我想到這裡，接著便閉上雙眼，開始默禱，祈求解開我心中的一大疑惑：我應該繼續學業，或者乾脆休學，全心全意走音樂這條路？突然間，地面動了一下，我的心臟忽然暫停了幾下。

我倒吸一口氣，眼睛往地上一瞧。我腳下的雜草覆蓋在某種金屬之上。我跳上跳下，地下的那塊金屬便跟著我移動。我用手摸一下這塊金屬的邊緣，發現它是圓的。然後我意識到，其實那是埋在地下的一個汽油桶。我正站在一個鋼鼓上！

我當場愣住，全身動彈不得，汗毛直豎，就像我六歲時看到天使的感覺一樣！這怎麼可能是毫無意義的巧合？我祈禱能進入音樂領域，從事專業的鋼鼓表演，無巧不巧，正好這時，我就走在一個被掩埋的鋼鼓上面！而它就藏在德爾菲阿波羅神殿旁邊！

那一刻，我覺得彷彿上帝在跟我說話。二話不說，我當下決定不再順從家人的意見，毅然決然選擇輟學。我相信我會成爲一個專業的鋼鼓音樂家。

返回加拿大後，我爲了一圓音樂夢，大鬧家庭革命（導致我被逐出家門，流落街頭或借住朋友家）。我離開學校，組織樂團。由於鋼鼓表演尚未被俱樂部廣泛接受，我們大都在街頭表演，晚上則睡在露營區或其他可以搭帳篷的地方。我們一路沿著加州海岸巡迴，在舊金山等城鎮，爲願意聚集在我們周圍的人群演出。

抵達聖塔克魯茲市（Santa Cruz）時，就像回到家鄉。那裡的人比其他地方更喜歡我們的音樂。街頭表演幾天下來，一對夫婦發現我們無家可歸，熱心提供一棟房屋免費供我們住。睡了這麼多個月的帳篷，能夠回到實體建築物，在裡面進入夢鄉，那種感覺眞好！沒多久，許多報章雜誌撰文介紹我們的樂團。我們眞的覺得自己正朝著揚名國際之路邁進！

當時，我還不曉得聖塔克魯茲不是一個普通的小城鎮，那裡是新時代運動和另類療法的世界中心之一。在那裡，我參加了許多自然癒法的講座，包括草藥學、尋水術、超自然和直覺的開發、各類按摩、生機療法等。我學到很多關於自然癒法的知識，並發現我對這方面有一種天生的領悟力。我很快地意識到音樂不是我唯一的天賦。

大約兩年後，希臘的哥倫比亞唱片公司奉上一紙唱片合約。家人極力勸阻我簽約，叫我重返工程領域，還介紹一位嫻熟音樂事務的律師給我。他向我說明和唱片公司簽約的諸多壞處，建議我不要簽合約，因爲很多有才華的藝人，跟唱片公司簽了約之後，才發現簽約根本是一種陷阱，目的在阻止他們揚名海外。

其實他說的內容並不令我意外。在樂壇闖蕩了三年，我很清楚在這一行發展的艱難、樂壇存在的腐敗，以及簽約可能掉入陷阱。而且那個時候，我已經發現我對療癒身心有一種天賦和熱情，因此除了音樂，我的未來有更多的選擇。律師建議我不妨重回校園，尋找音樂以外的愛好，把音樂當作一種業餘興趣。

我覺得他的建議很有道理。聖塔克魯茲的生活閱歷，讓我發現自己對身心療癒充滿熱情，而且有這方面的天賦。之後，我決定換上醫師袍，放棄當全職的音樂人。我的家人聞訊欣喜若狂，我也感覺終於找到眞正的人生方向。改變人生規畫，踏上療癒之路，放棄音樂生涯，讓我覺得生命更完整，彷佛總算能發揮我所有的天賦，不只是一輩子打鋼鼓。姑且不論我在健康醫療方面的工作，一路走來，我始終持續音樂表演和創作，當初的決定也沒有造成什麼損失。

拜那個地下鋼鼓之賜（或者我應該感謝阿波羅神），我決定輟學，勇敢追逐夢想，讓我進一步發現一部分的自己，知道什麼才是我的人生應該做的事。

運用巧合、意志力、熱情

許多人徘徊在人生的十字路口時，突然遇到不可思議的巧合，促使他們做出最好的決定。這些故事可能難以置信，可是當你面對人生方向等重要抉擇時，對宇宙敞開心門，答案自然出現。不可思議的巧合將會發生。只要你運用直覺力，注意發生什麼事，瞭解其含義，即使是最艱難的問題，也會豁然開朗。

一旦你的問題有了答案，比方說，認清自己的天賦和今後的人生目標，此時你需要找到熱情，全力以赴達成目標。此外，搭配本書傳授的技巧，不僅可使你的生存意志擴展到極限，你也將擁有一個健康、美滿的人生。

想像一下，如果世界上每一個人都努力貢獻自己的才華，這個世界會變成什麼模樣！想像一下，有多少問題會獲得解決！我們可以把這個世界變成美麗的天堂！

要實現這件事的唯一方法，就是從自己做起。發展並運用你的天賦，讓它成為你的人生目標，把你所擁有最好的東西獻給這個世界。生活充滿熱情，懷抱悲天憫人之心，照顧別人。運用本書的教戰守則，讓自己活得堅強、健康、青春、輕鬆自在。把每一天都當成你的最後一天，創造出有價值的人生。告別人世之後，你將成爲下一代的典範，他們將繼承你的志業。人生如此，夫復何求。

國家圖書館出版品預行編目資料

聆聽身體的樂章 / 藍寧仕著. -- 初版. -- 臺北市 : 大塊文化, 2014.12

面；　公分. --（KODIKO ; 5）

ISBN 978-986-213-567-9（平裝）

1. 健康法 2. 免疫學

411.1　　103021740

LOCUS

LOCUS

LOCUS

LOCUS